DR. THOMAS RAMPP
SABINE PORK

GESUND DURCH FASTEN

KNAUR
MENSSANA

DR. THOMAS RAMPP
SABINE PORK

GESUND DURCH FASTEN

Heilfasten
Intervallfasten
Kurzzeitfasten

Bewährte ärztliche Methoden,
für jeden individuell anwendbar

KNAUR
MENSSANA

Besuchen Sie uns im Internet:
www.mens-sana.de

FSC
www.fsc.org
MIX
Papier aus verantwortungsvollen Quellen
FSC® C083411

Ein Imprint der Verlagsgruppe
Droemer Knaur GmbH & Co. KG, München.

Mitarbeit: Shirley Seul
Covergestaltung und Coverabbildung: atelier-sanna.com, München
Satz: atelier-sanna.com, München
Dekoelemente: Shutterstock.com: S. 75 bioraven / S. 107 Callahan
Druck und Bindung: CPI books GmbH, Leck
ISBN 978-3-426-65807-9

5 4 3 2 1

Fasten befreit von überflüssigem Ballast – körperlich, geistig und seelisch.

INHALT

ERHOLUNGSKUR FÜR KÖRPER, GEIST UND SEELE I.

II. HEILFASTEN

ALLTAGSFASTEN III.

GESUNDE ERNÄHRUNG RUND UMS FASTEN IV.

V. FASTEN BEI ERKRANKUNGEN UND BESCHWERDEN

ERHOLUNGS-KUR FÜR KÖRPER, GEIST UND SEELE

I.

1 Gesund durch Fasten

Heilfasten ist eine freiwillige Entscheidung. Wer fastet, hat sich aus freien Stücken dazu entschieden, seinem Körper, seinem Geist und auch seiner Seele Gutes zu tun. Was wir freiwillig tun, das stresst uns nicht. Während beim Hungern der Körper unter Stress gerät, ist das Fasten eine reinigende Erholungskur, vor allem, wenn Sie die Tipps berücksichtigen, die wir Ihnen mit diesem Buch ans Herz legen möchten. Vielleicht haben Sie schon einmal oder auch öfter gefastet, vielleicht noch nie. Und jetzt wollen Sie es – erneut – angehen? Wir beglückwünschen Sie zu dieser Entscheidung, die Ihr Leben aus medizinischer und psychologischer Sicht bereichern wird, wie wir Ihnen auf den folgenden Seiten erläutern werden und wie wir es selbst tagtäglich im klinischen Alltag erfahren. Die renommierte Klinik für Integrative Medizin in Essen – wo es sich bekömmlich fasten lässt – ist die führende Mind-Body-Klinik in Deutschland und weit über die Landesgrenzen bekannt. Hier arbeiten wir seit über fünfzehn Jahren erfolgreich zusammen. Thomas Rampp als Oberarzt und Leiter des Instituts für Naturheilkunde, Traditionelle Chinesische und Indische Medizin, Sabine Pork als Ernährungswissenschaftlerin und Fastenleiterin.

Der Begriff Mind-Body-Medizin stammt aus der international führenden Harvard Medical School, mit der wir uns seit 1997 intensiv austauschen. Unter integrativer Medizin versteht man die Kombination aus konventioneller Medizin (Schulmedizin) und wissenschaftlich geprüfter Naturheilkunde. Integrativ arbeitende Ärzte schöpfen somit aus zwei Quellen – zum Wohle ihrer Patienten. Das klassische Heilfasten gilt heute als ein Baustein

der Integrativen Medizin. Zahlreiche chronische Krankheiten werden durch Fasten in Kombination mit anderen Therapien gelindert – auch bei Patienten, die davor jahrelang verzweifelt nach Hilfe suchten. Ob dies Kopfschmerzen, Rheuma oder Bluthochdruck betrifft, um nur einige Krankheitsbilder zu nennen – Heilfasten ist eine wirksame Therapie bei zahlreichen Erkrankungen. Zirka ein Drittel unserer Patienten an der Klinik fastet in irgendeiner Form. So blicken wir mittlerweile auf viele tausend Fastenprozesse zurück, die wir begleitet haben. Im Lauf der Zeit sind wir auch ein wenig vom alten Pfad des klassischen Heilfastens abgewichen. Denn wir haben festgestellt, dass nicht jeder Mensch gleich gut damit zurechtkommt. So haben wir Alternativen entwickelt; ein Baukastensystem oder auch »Menü des Fastens«, das das klassische Heilfasten durch Intervallfasten und Kurzzeitfasten ergänzt. Ein solches »Fasten light« ist für viele Menschen einfacher in den Alltag zu integrieren, das stärkt das Durchhaltevermögen und erhöht den Erfolg. Denn wenn man etwas macht, was nicht wirklich zum eigenen Rhythmus passt, ist das viel anstrengender, als wenn es sich unkompliziert in den Alltag einfügt.
Von der Wirkung unterscheiden sich diese Fastenrezepte nicht allzu sehr vom klassischen Heilfasten: Gewichtsabnahme, Wohlgefühl, geistige Klarheit, reinigende Effekte, Regulierung des Blutzuckerspiegels, Senkung des Blutdrucks und der Blutfettwerte sind allen gemeinsam.

Übrigens ist die Mind-Body-Medizin keine »neumodische« Erfindung. Begibt man sich auf eine Spurensuche, landet man in Deutschland, genauer gesagt in Bad Wörishofen bei Pfarrer Kneipp (1821 bis 1897): »Das Beste, was man gegen die Krankheit tun kann, ist, etwas für die Gesundheit zu tun.« Eine der fünf Säulen seiner Lehre ist die sogenannte Ordnungstherapie.

Was in unseren Ohren streng klingen mag, bedeutet nichts anderes als die heute modernen Begriffe Lifestyle-Management, Work-Life-Balance, Mentalhygiene, Stressabbau. Wenn man genau hinsieht, entdeckt man das gleiche Ziel: Wohlbefinden, Gesundheit, Ausgeglichenheit, Klarheit, Zufriedenheit. Ein Mensch, dessen Leben in Ordnung ist, den quälen keine unverarbeiteten Konflikte, der verschleppt keine Erkältung, kriegt keine Stresspickel und sagt auf die Frage, wie es ihm gehe: gut. Es ist ja auch alles in Ordnung, heißt: am rechten Platz. Wo etwas am falschen Platz ist, wo etwas nicht so funktioniert, wie es soll, reagiert der Körper oft wie ein Spiegel. Entzündungsprozesse beginnen, der Blutdruck steigt, Zellen entarten.

Für Pfarrer Kneipp gab es keinen Zweifel, dass der Körper mit der Seele verknüpft ist. Er stellte fest, dass er seinen Patienten erst dann wirklich helfen konnte, wenn er auch Ordnung in ihre Seele brachte. Und genau das geschieht häufig, sobald ein Mensch fastet. Leider wird das von Seiten der konventionellen Medizin noch zu selten ver»ordnet«. Unserer Auffassung nach sollte das Heilfasten als Empfehlung ebenso zu einem der beliebtesten ärztlichen Ratschläge gehören wie das altbekannte: Trinken Sie viel und halten Sie sich warm – eine Routineanwendung. So war es übrigens einmal – in der Zeit von Hippokrates, der heute noch weiterlebt im »Eid des Hippokrates«. Die Ärzte zu Hippokrates' Zeit um 460 bis 370 vor Christus empfahlen Heilfasten sehr häufig, das ging sogar so weit, dass Patienten vor ihrem Termin bei Hippokrates fasten mussten. Es ist nicht unwahrscheinlich, dass manche der Patienten dann schon deutlich gesünder zur Erstkonsultation erschienen.

WENIGER IST DAS NEUE MEHR

Wie soll das gehen?, fragen sich Menschen, die noch nie gefastet haben. Nichts essen und trotzdem leistungsfähig sein. Da hängt man doch nur schlapp im Seil und kriegt Magenkrämpfe vor Hunger? Diejenigen, die schon einmal gefastet haben, lächeln nun. Sie wissen, dass es ganz anders ist: Der Verzicht auf Essen führt zu einem Gewinn an Leistungsfähigkeit, und zwar nicht nur während des Heilfastens; die positiven Wirkungen halten rund drei Monate danach noch an, und wenn man einige Regeln berücksichtigt, die wir Ihnen in diesem Buch vorstellen, sogar über ein Jahr lang. Dann kann man erneut fasten und diesen Kreislauf der Energie abermals anfachen. So bleibt das Lebensrad vital und kraftvoll in Schwung, und Sie haben sehr viel Gutes für Ihre Gesundheit getan. Heilfasten ist eine Gesundheitsvorsorge, für die Sie keine Überweisung wie zur Darmspiegelung oder Krebsvorsorge brauchen. Gerade mal ein Rezept. Zum Beispiel für die Gemüseabkochung. Denn beim Heilfasten nehmen Sie nicht gar nichts zu sich, sondern zirka 250 bis 500 Kalorien täglich in flüssiger Form. Welche, wann und wie, das erfahren Sie im Kapitel »Wie mache ich's: Der achttägige Fastenzyklus«.

Viele Menschen spüren in sich eine Sehnsucht nach weniger. Weniger Information, weniger Arbeit, weniger Stress, weniger Freizeitverpflichtungen. Alles ist irgendwie zu viel, und man hechelt immer nur hinterher. Beim Heilfasten essen Sie nicht nur weniger, Sie nehmen idealerweise von außen weniger auf. Denn wenn Sie sich richtig darauf einlassen, bedeutet Heilfasten auch: Medienfasten, Konsumfasten. Sie verzichten auf Überflüssiges, Blabla und Kleinkram. Sie ziehen sich zurück. Auf sich selbst, auf das Wesentliche ... Das könnte spannend werden. Es ist spannend! So erzählen es uns die Patienten in den Fastengruppen immer wieder, und im Verlauf des Buches werden wir hierzu noch einiges berichten. Und wir hören auch immer wieder, dass viele Menschen mit falschen Vorstellungen an diese Tage herangegangen sind. Die Suppe wird nämlich nicht so heiß gegessen, wie sie gekocht wird.

Aber in einer Gesellschaft, die es gewohnt ist, drei feste Mahlzeiten am Tag zu verzehren, und vom Aufstehen bis zum Schlafengehen Snacks und Zwischenmahlzeiten zu knabbern, scheint selbst der Verzicht auf eine Mahlzeit unvorstellbar, ja bei manchen bricht allein beim Gedanken eine kleine Panik aus. Doch für den größten Teil der Menschheitsgeschichte war der eher sporadische Zugang zu Nahrungsmitteln die Norm. Unser Körper hat sich darauf eingestellt und diese Fähigkeit bewahrt: Wir können in der Leber und der Muskulatur schnell verfügbare Kohlenhydrate in Form von Glykogen speichern. Diese Speicher reichen je nach körperlicher Aktivität für einige Stunden; danach stellen die Fettdepots eine langfristige Energiereserve bereit, die für mehrere Wochen ausreicht. Und so merken die Fastenden staunend, dass sie wider Erwarten keinen Hunger verspüren und sich rundum wohl fühlen, ja manche mehr als das: »Ich könnte Bäume ausreißen!« Beim Heilfasten wird eine Eigenschaft des

Menschen reaktiviert, die genetisch tief verwurzelt ist: Wir können lange ohne Nahrung auskommen. Ohne diese Eigenschaft würde es uns heute gar nicht mehr geben. Ein Jäger und Sammler aus der Steinzeit, ein Nomade, eine Familie im Mittelalter ... die schrieben sich keine Einkaufslisten, schunkelten im Ochsenkarren zu Tengelmann und kauften dann doch wieder mehr ein, als sie wollten, und für die Kinder noch ein paar Süßigkeiten an der Muschelgeld-Kasse. Wünschen konnten die sich zwar viel, doch ob diese Wünsche erfüllt wurden, hing vom Wetter, sprich von der Ernte ab. Und vom Jagderfolg, von den Vorräten. Oft waren die Zeiten hart. Oder sehr hart. Ernten fielen aus, Herden ließen auf sich warten, Hungersnöte forderten auch Menschenleben. Sich jeden Tag satt zu essen – oder gar zu überessen – wovon? So war es, das war der Normalzustand, gute Zeiten, schlechte Zeiten, ganz schlechte Zeiten – und wenn es mal nichts gab, hockte man deswegen nicht deprimiert auf seinem Fell und starrte ins Feuer, sondern konzentrierte sich auf die nächste Jagd, den neuen Tag, an dem man hoffentlich Nahrung finden würde.

Und wenn der Winter nahte, fastete man aus Umsicht, damit die Vorräte bis zum Frühling genügen würden – man wusste ja nicht, wie lang dieser Winter währen würde. Auch wenn wir die Jahrtausende zur besseren Anschaulichkeit ein bisschen durcheinandergewürfelt haben – gemeinsam ist ihnen, dass Nahrung nicht automatisch immer und überall im Übermaß verfügbar war, wie wir heute fälschlicherweise glauben mögen, wenn wir das Fasten für einen unnatürlichen Vorgang halten. Der menschliche Körper ist auf Notzeiten eingestellt und deshalb mit dem heutigen Über- und Dauerangebot von Nahrung überfordert. Der Körper ist es gewohnt, in guten Zeiten mehr zu essen, um Notreserven für Zeiten des Mangels oder des erhöhten Verbrauchs anzulegen. Jede schwangere Frau zeigt uns das. Ihr Appetit steigt, sie legt Reserven an, die sie später auch benötigt. Wenn nun aber nur noch Reserven angelegt werden und die Notzeiten – zum Glück! – ausbleiben ... dann setzt eine Gesellschaft Speck an, und der schlägt sich auch in sogenannten Zivilisationskrankheiten nieder. Viel ist eben nicht automatisch viel gut. Auf das rechte Maß kommt es an, auf den natürlichen Rhythmus.

Die Menschen früher hatten eine andere Einstellung zur Nahrung. Und davon könnten wir uns ein kleines Stück abschneiden. Oft essen wir, ohne zu merken, dass wir essen. Wir essen, weil man jetzt eben isst, weil es zwölf Uhr ist, weil alle am Tisch sitzen, weil es sich so gehört und Punkt. Wir hören beim Essen nicht auf unseren Körper. Wer einmal gefastet hat, lernt wieder, auf seine innere Stimme zu achten. Manchmal dauert das eine Weile, weil sie von so vielen (schlechten) Gewohnheiten übertönt wird. Hin und wieder hört man sie auch nicht, weil ein paar Kilos zu viel auf den Rippen das dünne Stimmchen abdämpfen. Doch das lässt sich nicht beirren. Irgendwann ist es da, flüstert erst, wird lauter. Und dann spürt man es wieder. Appetit, Hunger, großer Hunger, kleiner Hunger, gar kein Hunger, nicht mal Appetit. *Bitte heute keine neue Lieferung, ich bin noch mit den drei Knödeln und dem Schweinebraten von gestern beschäftigt,* funkt das Verdauungssystem. *Bitte die nächste Ladung erst morgen.*

Und dann lässt man das Abendessen ausfallen und wacht am nächsten Morgen mit einem guten Gefühl auf. Die Gesundheit, der Körper dankt es einem. Der arbeitet sieben Tage die Woche rund um die Uhr. Da kann man wohl hin und wieder einen Gang ausfallen lassen, einen Schongang einlegen, damit die Wundermaschinen sich warten können. Das machen die gern von sich aus, wenn man ihnen die Gelegenheit dazu gibt: nämlich beim

Fasten. Was genau dabei passiert, erfahren Sie im nächsten Kapitel: »Die Physiologie des Fastens«.

Mit Heilfasten überlasten wir unseren Körper nicht, es hält ihn gesund. Der Umgang mit Nahrung wird lebendig und bedarfsorientiert. Wer gesund bleiben will, muss nicht hungern. Im freiwilligen Verzicht liegt ein Schlüssel zu einem gesunden und langen Leben. So modern die Zeit ist, wir kommen nicht weg von den alten Sinnsprüchen, ja, die Alten, die kannten sich aus, auch ohne Ultraschall, Röntgen oder Kernspin. Hildegard von Bingen gehört dazu, von ihr ist das Zitat überliefert: »Wer aber Maß hält im Essen und Trinken, wird gutes Blut und einen gesunden Körper haben.«

> WER EINMAL GEFASTET HAT, LERNT WIEDER, AUF SEINE INNERE STIMME ZU ACHTEN.

Die Athleten bei den antiken Olympischen Spielen fasteten vor ihren Wettkämpfen. Die Kriegerstatuen der Römer, Griechen und Spartaner zeigen durchtrainierte, schlanke Männer. Lange Märsche mit viel Gepäck, extreme körperliche Leistungsfähigkeit in Schlachten – das erforderte eine optimale Ernährung. Ein opulentes Frühstück vor dem Kampf gehörte sicher nicht dazu, sonst hätte der Körper all seine Energie in die Verdauung stecken müssen. Folglich wurde die Hauptmahlzeit abends in geselliger Runde eingenommen – und tagsüber wurde gefastet. Die Krieger blieben schlank, muskulös und leistungsfähig. Auch heute in Zeiten des Friedens können wir uns tagsüber einschränken, unsere Energie in Familie, Beruf und Sport stecken und abends in entspannter Atmosphäre die Energiereserven wieder aufladen. Ausdauersportler machen sich die neuesten wissenschaftlichen Erkenntnisse in Bezug auf Fettverbrennung zunutze. Auch Normalsportler und Nichtsportler profitieren vom Fasten: mit einer hormonellen Optimierung im Sinne einer erhöhten Insulinsensibilität, einer erhöhten Wachstumshormonausschüttung und somit einer besseren Leistungsfähigkeit durch Fettabbau und Muskelaufbau. Heilfasten führt zu höchster Konzentration, alle Sinne sind wach, Kreativität wird entfacht – zumindest für einen gewissen Zeitraum. Die Reserven eines 170 cm großen Menschen, der 70 kg wiegt, reichen für 40 Tage.

Vierzig Tage, Wüste, Jesus – da war doch was? Ja! Auch in Religionen und in der Erweckung Weiser spielt das Fasten eine bedeutende Rolle: Es führt in die geistige Klarheit, und die bleibt lange bestehen. Erst später irgendwann, wenn man überhaupt nichts mehr essen würde, käme es zu einer Eintrübung des Geistes. Auf Dauer kann der Körper nicht von Luft und Liebe leben. Aber das ist ein anderes Thema und weit entfernt von unserem klassischen Heilfasten, das mindestens fünf Tage durchgeführt wird.

Trauen Sie sich? Haben Sie Lust darauf? Je größer Ihr Appetit auf den Verzicht ist, desto leichter wird er Ihnen fallen. Alter schützt vor Fasten nicht – auch wenn Sie bereits ein gewisses Alter erreicht haben, können Sie mit dem Heilfasten beginnen und von den positiven Effekten profitieren. Es lohnt sich also auch, wenn Sie bisher noch nicht so gut für Ihre Gesundheit vorgesorgt haben. Die Energie, die Sie durch den Verzicht gewinnen, wird frei für Reinigung, für Entgiftung, für Kreativität, für gute Gedanken, einen klaren Geist und Vitalität. Wir werden Sie in diesem Buch dabei unterstützen – wir sind ja bestens vertraut mit den häufigsten Fragen der Menschen, die sich mit dem Thema Heilfasten auseinandersetzen, es ist sozusagen unser täglich Brot.

FASTEN MACHT GUTE LAUNE

Übrigens ist das Wohlbefinden während des Heilfastens keine Einbildung. Aktuelle Studien zeigen, dass die Verbindung zwischen Gehirn und Verdauungstrakt eine Schlüsselrolle bei der Entstehung von Emotionen spielt. Darmhormone, die im Zusammenhang mit Verdauungsvorgängen gebildet werden, melden nicht nur Sättigung, Hunger, Übelkeit und Schmerzen, sondern dienen dem Gehirn auch als Botenstoffe. Ob so das bekannte »Bauchgefühl« entsteht, muss noch geklärt werden. Stimmungen wie Ängstlichkeit, aber auch Mut und Zuversicht können jedenfalls so beeinflusst werden. Auch erhöht – laut einer kürzlich erschienenen Studie – ein knurrender Magen die Risikobereitschaft beim Glücksspiel. Es zeigt sich immer deutlicher, dass Systeme, die mit Nahrungsaufnahme zu tun haben, sehr eng mit jenen Systemen kooperieren, die Gefühle und sogar Erinnerungen verarbeiten. Unter anderem verändert sich der Serotoninstoffwechsel beim Fasten. Serotonin beeinflusst den Blutdruck, reguliert das Schmerzempfinden, den Schlaf-wach-Rhythmus und den Gemütszustand, weshalb es oft als »Glückshormon« bezeichnet wird. Es werden aber auch vermehrt Endorphine ausgeschüttet, und wir werden mit einer Dopaminausschüttung belohnt. Gerade Dopamin wird eine wichtige Rolle bei der Motivation zugeschrieben, es gilt als sogenanntes Belohnungssystem, das bei Mensch und Tier überlebensdienliche Verhaltensweisen verstärkt. Positive Stimmungslage, ein gesteigertes Selbstwertgefühl und geistige Wachheit sind die Folgen. Wie üblich im Rahmen einer natürlichen Stressreaktion des Körpers steigen die Stresshormone auch beim Fasten erst an, um dann im weiteren Verlauf längerfristig abzufallen. Der Geist wird klar, Wohlgefühl breitet sich aus, Selbstbewusstsein wächst: Ich hab's geschafft!

Ja, das können Sie auch bald sagen. Nur noch wenige Seiten und Tage trennen Sie von diesem Erfolgserlebnis. Und vielleicht fühlen Sie sich dann ja auch so wie manche unserer Patientinnen und Patienten. Es wird Sie nicht verwundern, dass der Anteil an Frauen höher ist als der von Männern, die Rat und Hilfe bei der Integrativen Medizin suchen.

Bei der Aufnahme eines Patienten machen wir routinemäßig ein Foto. Das erleichtert die Zuordnung in der Teambesprechung bei neuen Patienten, mit denen die Ärzte und Therapeuten noch nicht so vertraut sind. Beim Entlassungsgespräch liegt die Akte vor einem – mit dem Foto. Nicht selten erkennt man den Menschen dann kaum wieder. Entspannte Gesichtszüge, rosige Hautfarbe, ein wacher Blick, Klarheit. Man hört wunderbare Sätze wie:

»

DAS MIT DEM FASTEN WAR DAS BESTE, WAS MIR IN DEN LETZTEN ZWANZIG JAHREN PASSIERT IST.

ICH HABE FÜNF KILO ABGENOMMEN. ABER NOCH VIEL SCHWERER WIEGT, DASS ICH JETZT WEISS, DASS ICH MICH BERUFLICH VERÄNDERN MÖCHTE.

DAS FASTEN HAT MICH ZU MIR SELBST ZURÜCKGEFÜHRT.

ES IST, ALS HÄTTE ICH EINEN SCHWEREN MANTEL ABGELEGT.

IM GRUNDE GENOMMEN KOMMT ES DOCH NUR AUF DEN MOMENT AN, DAS JETZT. DAS HABE ICH BEIM FASTEN GELERNT.

DAS LEBEN WAR SO INTENSIV UND BUNT, ALS ICH NICHTS GEGESSEN HABE.

»ICH FÜHLE MICH WIE FRISCH VERLIEBT«, GESTAND EINE PATIENTIN BEIM ENTLASSUNGSGESPRÄCH.
»IN WEN DEN?«, FRAGTEN WIR, DURCHAUS EIN WENIG NEUGIERIG. DENN SO STRAHLEND WIE DIE PATIENTIN UNS GEGENÜBERSASS, VERTRUG SICH DAS ÜBERHAUPT NICHT MIT EINEM BEGRIFF WIE KURSCHATTEN.
»IN DAS LEBEN«, LACHTE SIE. «

2 Die Physiologie des Fastens – was beim Heilfasten passiert

In diesem Kapitel wollen wir einige gängige Klischees über das Heilfasten auf den Prüfstand stellen. Klischees, die nichts mit jener Realität zu tun haben, die wir tagtäglich bei unseren Patienten beobachten. Fasten ist nicht existenzbedrohend oder macht dick, das Gegenteil ist der Fall, wenn man es richtig betreibt. Schon nach kurzer Zeit des Heilfastens kann man erste Veränderungen sehen. Die Gesichtshaut erscheint rosig, die Augen leuchten, die Fastenden wirken vital, klar und haben an Gewicht verloren. Ohne Zweifel sind das willkommene Folgen des Fastens. Doch das wirklich Faszinierende geschieht unsichtbar im Inneren des Körpers. Und so kommen wir zu dem auch von Wissenschaftlern heftig umstrittenen Begriff der Schlacken. »Schlacken« und »Entschlacken« existieren in der Begriffswelt unserer Medizin überhaupt nicht, sie stehen in keinem Lehrbuch, sie sind Metaphern für hochkomplexe Regenerations- und Ausscheidungsprozesse (z. B. Harnsäurekristalle). Wir sagen dennoch, dass Heilfasten reinigt, entgiftet und den Körper von Schlackstoffen befreit, und zwar mit folgender Begründung:

INNERLICH UND ÄUSSERLICH: ENTSCHLACKEN

Unser Körper ist ein Wunderwerk, das kann man gar nicht oft genug betonen. Dieses Wunder besteht unter anderem aus etwa 10 hoch 14 Zellen, das sind 100 Billionen! Dieselbe unvorstellbare Zahl finden wir noch einmal im Darm, wo rund hundert Billionen Mikroorganismen leben. In jedem Menschen werden zwischen 10 und 50 Millionen Zellen pro Sekunde abgebaut und durch neue Zellen ersetzt. Die Zellen eines/einer 50-Jährigen sind also im Durchschnitt gerade mal zehn Jahre alt. Es gibt wahre Regenerationskünstler wie die Leber oder Knochen, aber auch sehr konstante Gewebe wie das Nerven- und Herzmuskelgewebe. Und das ist noch längst nicht alles. In jeder einzelnen Zelle finden pro Sekunde zirka 100 000 Prozesse statt. Stoffe werden hinein und hinaus transportiert, Verbindungen geschlossen, gelöst, es wird aufgespalten und abgespalten – hunderttausendmal in der Sekunde in jeder Zelle. Ich glaube, auch ein Rechengenie müsste an dieser Stelle kapitulieren. Die Zellen geben nicht auf, sie arbeiten vierundzwanzig Stunden am Tag – so lange wir leben. Wir können ihnen die Arbeit schwermachen oder sie unterstützen: Indem wir ihre Umgebung sauber halten. Denn wo sich viel Zeug ansammelt, kostet es mehr Energie an- und abzuliefern, und so ist es eines Tages kaum mehr möglich, wichtige Stoffe in die Zelle hineinzubringen und andere herauszuholen. Wenn es vor der Zelle aussieht wie in einem Messie-Flur, sollte man dringend mal aufräumen, sprich: heilfasten!

Dieser Flur, dieser Raum, medizinisch ausgedrückt die Zwischenzellsubstanz, ist in Wirklichkeit winzig klein. Hier, in der sogenannten Matrix, enden Nervenfasern und Blutgefäße, die Lymphbahnen beginnen. Sie ahnen schon, wie wichtig dieser Umschlagplatz ist, an dem so viele Stoffwechselvorgänge geschehen. Ein wenig uncharmant könnte man die Zwischenzellsubstanz mit der Abfallwirtschaft in Verbindung bringen. Damit ist aber noch nicht gesagt, ob es sich um ein ordentliches Müllhäuschen in einer gepflegten Eigentumswohnanlage handelt oder um eine wilde Mülldeponie. Und wie hier gearbeitet wird. Wie reibungslos der Abtransport jener Stoffe geschieht, die dem Körper mehr schaden denn nutzen. Wird anständig gelüftet? Wie sieht es aus mit der Zufuhr frischer Stoffe? Kommen diese durch, oder gibt es ständig Stau, weil sich an den Eingängen der Unrat stapelt? Oder gibt es nur ein paar kleine Häufchen, die bequem mit dem Handfeger zu beseitigen sind – und dann freie Fahrt für die Lieferung der frischen Ware? … Es sieht so aus, als sollte man mal eine Pause einlegen für ein Großreinemachen?

Gute Idee: Heilfasten heißt Pause machen, heißt Großreinemachen, gerade hier an dieser sensiblen Schaltzentrale der Zwischenzellsubstanz. Denn Schlacken können unter anderem an Rezeptoren andocken und dort Vorgänge in den Zellen auslösen, die Zivilisationskrankheiten und Stoffwechselprobleme bedingen und auf Dauer zu ernsthaften Erkrankungen wie Krebs führen können.

Die Zwischenzellsubstanz oder extrazelluläre Matrix, bestehend aus der wässrigen Substanz und verschiedenen Fasern, kann man sich auch wie ein feines Gitter vorstellen, ähnlich einem Spinnennetz. Es leuchtet ein, dass die Filterfunktion dieses Gitters umso höher ist, je flexibler es ist. Ist es starr, womöglich eng gewoben und verklebt, kommen die Bausteine, die in die Zelle hineinsollen, nur erschwert durch. Das Gleiche gilt für jene Stoffe, die aus der Zelle heraussollen. Die Eingänge sind verstopft. Einen solchen Stau bezeichnen wir als Schlacken.

In Bezug auf die Nierenfunktion akzeptieren übrigens auch Schulmediziner diese Erklärung. Die Niere ist ein Filter, und wenn sich die Membran in der Niere verändert, ist das System gestört, es geht nichts mehr durch oder zu viel. Um finanzielle Mittel zur Verfügung gestellt zu bekommen, die nicht zu knapp bemessen sein dürfen, wenn man gründlich forschen möchte, braucht es heutzutage vor allem einen wirtschaftlichen Nutzen. Zum Beispiel die Aussicht, ein Medikament zu entwickeln, das die Interzellularsubstanz positiv beeinflusst, kurz: eine Pille, die den ganzen Aufwasch macht. Doch da sich Schlackenstoffe so unterschiedlich auswirken, zu so vielen verschiedenen Krankheiten führen, so viele verschiedene Befindlichkeitsstörungen nach sich ziehen können, ist es mehr als unwahrscheinlich, dass man einen Wirkstoff findet, der alle diese Vorgaben bei möglichst geringen Nebenwirkungen erfüllt. Und so lässt man es dann eben bleiben. Wir finden das völlig in Ordnung, denn die Wunderpille hat ja jeder Mensch zur Verfügung. Sie liegt in seinem freien Willen: Beim Heilfasten gebe ich meinem Körper die Möglichkeit, sich zu regenerieren.

Die innerste Zellschicht, Endothel, die in Verbindung mit der angrenzenden Basalmembran steht, bildet eine Struktur, die wie ein Sieb arbeitet. Gerade hier werden Schadstoffe herausgefiltert, und zwar in Eigenregie. Sie kennen das von Ihrem Wäschetrockner, der Waschmaschine oder dem Staubsauger. Irgendwann ist der Filterbeutel voll, das Sieb verstopft, man nimmt es heraus, säubert es und setzt es wieder ein. So ähnlich verfährt der Körper mit den Schlacken, Eiweiß-Zucker-Verbindungen, die verschiedene andere Stoffe binden. In dem Moment, in dem der Körper an die Reserven muss, weil er fastet und ein Unterangebot an Nährstoffen und Kalorien herrscht, erinnert er sich an diese Reste, die da noch irgendwo zwischen den Zellen wie in hohlen Zähnen oder dazwischenkleben. Er verwertet sie, um seinen Bedarf zu stillen, und so reinigt er die Filter.

Was mit fremden Giftstoffen geschieht – also beispielsweise Pestiziden, die wir aufgenommen haben, ohne es zu wissen –, ist noch nicht abschließend geklärt. Nachgewiesen ist jedoch, dass diverse Stoffe, die der Körper oft im Fettgewebe einlagert, beim Heilfasten in erhöhter Konzentration im Blut auftauchen. Wohin führt ihre Reise? Findet eine Art Entgiftung tatsächlich statt? Wahrscheinlich. Wir wissen es nicht zu hundert Prozent. Und dann sind da auch noch künstliche Aromen, chemische Süßungsmittel, Konservierungsstoffe usw. Werden sie ausgeschieden, abgebaut, umgebaut, zwischengelagert oder anderweitig unschädlich gemacht? Wir sind gespannt, wie die Antwort hierauf eines Tages lauten wird – und für wie lange sie dann gültig sein wird. Es ist immer wieder faszinierend, wie neue Erkenntnisse von noch neueren überholt werden. Zum Beispiel hieß es in den Aufbaujahren nach dem Zweiten Weltkrieg lange Zeit: Zucker sparen grundverkehrt, der Körper braucht ihn, Zucker nährt! Heute ist zu hoher Zuckerkonsum unumstritten ein gesundheitlicher Risikofaktor. Es kommt eben immer auch auf die Rahmenbedingungen an und dazu passend das rechte Maß. Gerade in der heutigen Zeit, die durch ein Zuviel geprägt ist, rebalanciert Fasten den individuellen Ernährungsstatus. Dass Ernährungsfaktoren sogar das Erbgut der Nachkommen bis in die dritte Generation beeinflussen, zeigt die Nutrigenomik, die auf Ernährung bezogene epigenetische Forschung. Ein Beispiel dafür, wie Ernährung die Entwicklung des Individuums beeinflusst, ist auch bei den Bienen zu finden: Allein die Tatsache, ob eine Bienenlarve Gelee Royale zugefüttert bekommt oder nicht, bestimmt, ob sie sich zur Königin entwickelt.

UND WIE SIEHT ER NUN AUS, DER KÖNIGSWEG?

Uns kommt es nicht darauf an, recht zu haben. Wir möchten unseren Patienten helfen. Und wenn wir sie vor und nach dem Fasten sehen und untersuchen, können wir feststellen, dass das Fasten noch keinem geschadet hat.

DER STOFFWECHSEL SCHALTET UM

Während einer Fastenperiode stellt sich der Stoffwechsel von einer Ernährung von außen auf eine Ernährung von innen um. Dies ist evolutionsbiologisch in unserem Erbgut programmiert und passiert sozusagen auf Zuruf. Da sich die steigende Zahl von übergewichtigen Menschen und die dadurch verursachten Folgeerkrankungen zu einem drängenden Problem für die Gesellschaft entwickeln, hat jetzt auch die moderne Wissenschaft das Heilfasten für sich entdeckt. Das renommierte Helmholtz Zentrum konnte zeigen, dass im Fasten ein bestimmtes Protein vermehrt hergestellt wird, das den Stoffwechsel in der Leber anpasst. Fastenbedingt wurde die Genaktivität von Leberzellen hochreguliert, und zwar besonders in solchen Abschnitten, die dieses Protein herstellen. Das im Fasten gesendete Signal an die Zellen der Leber führte zu einer Regulation im Fett- und Zuckerstoffwechsel und ließ die Fettleber verschwinden. Diese nun auch molekulargenetisch nachgewiesenen Effekte sind in Fachkreisen lange bekannt und täglich bei unseren Patienten zu beobachten. Unbestrittener Fastenweltmeister ist übrigens der Königspinguin, der jedes Jahr bis zu sechs Monate ohne Nahrungszufuhr in arktischer Kälte verbringt – etwa zwanzig Mal in seinem Leben. Mit modernen Methoden konnten Wissenschaftler die Fastenperiode der Pinguine analysieren – wir Menschen haben einen ähnlichen Fastenstoffwechsel wie Pinguine. Am Beginn einer Fastenperiode werden zuerst die in der Leber und in der Muskulatur gespeicherten, schnell mobilisierbaren Zuckerreserven (Glykogen) zur Energiegewinnung herangezogen. Danach dient Fett aus den vorhandenen Depots als Hauptbrennstoff und Energielieferant vor allem für Herz, Niere und Skelettmuskulatur. Da unser Gehirn für seine komplexen Denkleistungen im Alltag auf Zucker (Glucose, Traubenzucker) angewiesen ist, werden zu Beginn des Fastens geringe Mengen Eiweiß (Protein) zu Zucker (Glucose) umgewandelt. Im weiteren Fastenverlauf ändert sich die Stoffwechselsteuerung, und das Gehirn kann jetzt zunehmend Energie aus sogenannten Ketonkörpern gewinnen. Dies sind hochwertige Energieträger, die aus der Fettverbrennung entstehen und in der Leber gebildet werden.

Die vieldiskutierte Frage, ob der kontrollierte Eiweißabbau im Fastenstoffwechsel bedenklich oder sogar therapeutisch wertvoll ist, lässt sich mit Blick auf den Königspinguin klar beantworten. Unter kontrollierten Bedingungen ist dieser geringe Eiweißverlust unbedenklich und wird nach Beendigung der Fastenperiode rasch wieder behoben. Er bietet sogar die Chance, den Eiweißpool zu erneuern und eventuell vorhandene schädliche Eiweißdepots in der Blutbahn, in den Zellen und im Bindegewebe abzubauen, was dem Begriff Entschlackung schon sehr nahe kommt.

Bei methodisch richtigem Fasten kann die Leistungsfähigkeit der Muskulatur, auch die der Herzmuskulatur sogar zunehmen, insbesondere wenn fastenbegleitend ein Bewegungsprogramm durchgeführt wird.

JO-JO KOMMT ERST GAR NICHT INS SPIEL

Oft wird behauptet, dass durch Fasten der sogenannte Jo-Jo-Effekt ausgelöst wird, eine Gewichtszunahme nach dem Fasten über das Ausgangsgewicht hinaus. Beim Königspinguin, den Zugvögeln und bei winterschlafenden Tieren sind periodische Gewichtsabnahmen und anschließende Gewichtszunahmen die Regel. Sie werden im Laufe der Jahre nicht fetter. Entscheidend für die Erhaltung der Gewichtsreduktion nach dem Fasten ist die Änderung der Lebensgewohnheiten in Bezug auf Ernährung, Bewegung und Lebensordnung, wobei wir wieder bei der Kneippschen Seelenhygiene wären. Menschen, die versuchen, emotionale Ungleichgewichte über zucker- und fetthaltiges Fastfood sowie Alkohol zu kompensieren, werden vermehrt an Gewicht zunehmen, das liegt dann aber sicher nicht am vorangegangenen Fasten. Wiederholte und lange Phasen (30 Wochen) einer Reduktionsdiät mit dem Ziel, Gewicht abzunehmen, bergen die Gefahr, dass der Körper sich auf eine vermeintliche Mangelsituation wie bei einer längeren Hungersnot einstellt und der Grundumsatz sinkt. Dies kann später zu einer überproportionalen Gewichtszunahme führen. Bei kurzzeitigem Heilfasten besteht diese Gefahr nicht.

SCHMERZEMPFINDLICHKEIT WIRD REDUZIERT

In Grundlagenexperimenten, aber zum Teil auch in Untersuchungen mit Patienten hat man beobachtet, dass sich bei einer Reduzierung der zugeführten Kalorienmenge oder bei phasenweisem Fasten die Schmerzempfindlichkeit reduziert. Diese Erkenntnis ist hilfreich für die Behandlung von chronischen

Schmerzpatienten. Menschen, die an Rheuma, Migräne oder Arthrose leiden, profitieren häufig stark vom Fasten.

BLUT FLIESST BESSER

Nur Blut mit optimalen Fließeigenschaften versorgt den Organismus ausreichend mit Nährstoffen und Sauerstoff. Darauf sind aber zum Beispiel Leistungssportler angewiesen und greifen manchmal zu unlauteren Mitteln. Im Spitzensport gilt sogenanntes Blutdoping, eine künstliche Verdichtung des Blutes, als gefährlich und ist streng verboten. Heilfasten ist in der Regel weder gefährlich noch verboten, und man wird deswegen auch nicht (ein)gesperrt. Und doch wirkt es ein kleines bisschen wie Doping: Es verbessert die Fließeigenschaft des Blutes, und so gelangen Sauerstoff und Nährstoffe besser in die Körperzellen. Vor allem bei Organen mit einem hohen Energiebedarf wie Niere, Herz und Gehirn ist dies von großer Bedeutung, um ihre Funktionsfähigkeit bis ins hohe Alter zu gewährleisten. Wenn das Blut eher klumpt als fließt, können Herzschwäche, Nierenschwäche, Atemnot und sogar Hirnleistungsstörungen die Folgen sein, und das Risiko für ein Blutgerinnsel erhöht sich.

SPANNUNGEN WERDEN GELÖST

Das vegetative Nervensystem wacht rund um die Uhr über alle lebenswichtigen Funktionen unseres Organismus – Herzschlag, Verdauung, Atmung etc. Angestrebt wird ein möglichst ausgeglichener Zustand im Körper, ob das nun den Blutdruck, Blutzuckerspiegel oder Sauerstoffgehalt im Blut betrifft.

Während des Fastens findet eine sogenannte vegetative Umstimmung des Körpers statt: Das vegetative Nervensystem schaltet von Spannung und Leistung auf Entspannung und Regeneration. Diese beiden Zustände werden als Sympathikus und Parasympathikus bezeichnet. Erhöhte Sympathikus-Aktivität führt im Körper zu einer vermehrten Ausschüttung von Adrenalin und Noradrenalin. Diese Stresshormone aus der Nebennierenrinde erhöhen die Herz- und Atemfrequenz und helfen, Energie bereitzustellen. Der Sympathikus schaltet sich in Ausnahmesituationen ein, weil wir genau hier vermehrte Aufmerksamkeit benötigen – erhöhte Muskelkraft und einen hellwachen Geist –, die er mit seinem Sonderprogramm ermöglicht. Das feine Nervengeflecht des Sympathikus führt darüber hinaus zu einer Drosselung der Durchblutung an Stellen, die nicht für Kampf oder Flucht gebraucht werden, wie zum Beispiel im Verdauungstrakt. Es aktiviert die Schweißdrüsen (Angstschweiß), bildet sozusagen Gänsehaut, man stellt die Haare auf, wird blass, und die Haut wird kühl und schlecht durchblutet, die Pupillen werden weit, der Blutdruck steigt. Ein gut funktionierender Sympathikus war in früheren Zeiten überlebenswichtig. Auf der Flucht, vor oder im Kampf mit dem gern zitierten und somit vor dem Vergessen bewahrten Säbelzahntiger befähigte die optimale Sympathikus-Aktivität unsere Vorfahren, sich der Gefahr zu stellen. War die

Gefahr vorüber, konnte man entspannen: Der Körper schaltete in den Erholungsmodus.

Heutzutage lauern andere Gefahren auf uns. Der Weg zur Arbeit durch das allmorgendliche Verkehrschaos, das laute Großraumbüro, die hohen Anforderungen im Beruf, in immer kürzerer Zeit immer mehr leisten zu müssen, Lärm, Informationsflut und die oftmalige Mehrfachbelastung in Beruf und Familie. Zur Entspannung bleibt da wenig Zeit. Somit ist die Spannungsregulation mangelhaft, fällt häufig gänzlich aus. Nach einer stressigen Situation mit erhöhter Sympathikus-Aktivität folgt oft schon die nächste. Auf diese Weise ist das so wichtige und von der Natur genial entwickelte System aus An- und Entspannung oft gestört, wenn nicht sogar außer Betrieb. Aber ständige Sympathikus-Aktivität belastet den Organismus. Es kommt zu stressinduzierten Erkrankungen wie hohem Blutdruck, Herzinfarkt oder chronischen Entzündungen und Burn-out. Höchste Zeit, auf Parasympathikus umzuschalten:

Der Parasympathikus dominiert die nach innen gerichteten Körperfunktionen, er baut Energie auf und speichert diese während einer Ruhe- oder Erholungsphase. Außerdem steuert er die Verlangsamung der Herzfrequenz und stimuliert den Verdauungsprozess. Da das hohe Tempo unserer Leistungsgesellschaft vor allem den Sympathikus aktiviert, müssen wir bewusst gegensteuern, bewusst Zeiten der Entspannung schaffen. Und das tun viele Menschen auch – Yoga, Qi-Gong und Meditation sind optimale Methoden und erfreuen sich eines immer größeren Zulaufs. Beim Heilfasten wird das Nervengeflecht des Parasympathikus stimuliert. Der Spannungsabbau während des Fastens wird auch im Hormonspiegel sichtbar. Zu Beginn des Heilfastens kommt es zwar kurzzeitig zu einem Anstieg der Stresshormone

Adrenalin, Noradrenalin und Cortisol, diese sinken dann jedoch deutlich ab und bleiben auf einem niedrigen Niveau, auch wenn es zwischendurch mal hektisch wird.

Schon beim regelmäßigen Kurzzeitfasten vermindert sich der Anstieg der Stresshormone im Verlauf des Fastens. Der Körper gewöhnt sich wie beim sportlichen Training an das Fasten. Das zeigt, dass man mit Heilfasten eine innere Ruhe und Ausgeglichenheit erreicht, die sich nicht so leicht erschüttern lassen. Regelmäßiges Fasten reduziert den Stresslevel nachweislich und bietet somit einen gewissen Schutz vor den negativen Folgen eines vom Sympathikus dominierten, hektischen Alltags.

SCHADSTOFFE WERDEN ABGEBAUT

Dass sich hinter Schlacken u.a. Eiweiß-Zucker-Verbindungen verbergen, haben wir bereits dargelegt. Interessant ist, dass sie mittlerweile mit einer Vielzahl von Erkrankungen in Verbindung gebracht werden. Dazu gehören Diabetes, Alzheimer-Demenz oder Arterienverkalkung. Man kann den Schlacken übrigens nicht nur durch Heilfasten zu Leibe rücken, sondern auch durch Kochen mit Köpfchen. Denn sie entstehen beispielsweise durch Röststoffe in Schmorgerichten. Hohe Temperaturen ab 150 Grad Celsius lassen Lebensmittel beim Backen, Braten und Frittieren bräunen. Dabei bilden sich erwünschte Aromen und Geschmacksstoffe – aber auch unerwünschte »Nebenwirkungen« wie Acrylamid, das ab Temperaturen über 170 Grad Celsius sprunghaft ansteigt.

Wie die Europäische Behörde für Lebensmittelsicherheit (EFSA) bestätigt, erhöht Acrylamid in Lebensmitteln das Krebsrisiko: *http://www.verbraucherzentrale.de/acrylamid-1.*

Wer also nicht nur Schlacken abbauen, sondern so wenig wie möglich davon aufnehmen möchte, sollte auf eine röststoffarme Ernährung achten, nicht nur durch Fasten, sondern auch danach. Das wäre die beste Prävention: Schadstoffe gar nicht erst ansiedeln, aber das ist leider nicht möglich. Irgendwas bleibt immer hängen – und kann mit Fasten, einer gesunden Ernährung und Bewegung an der frischen Luft in vielen Fällen im Zaum gehalten werden.

NATÜRLICHES ANTI-AGING

In der Grundlagenforschung konnte gezeigt werden, dass Fasten die Lebenserwartung verbessert, da im Fastenstoffwechsel bestimmte Proteine vermehrt produziert werden, welche die Nervenzellen schützen, indem sie deren Fähigkeit erhöhen, Schäden am Erbgut (DNA) schneller und effektiver zu reparieren.

Es gibt zahlreiche Untersuchungen, die belegen, dass beim Fasten gewisse Abschnitte im Erbgut »hochreguliert« werden und somit den Zellen ein längeres Leben bescheren. Im Fasten steigt auch die Konzentration des erst kürzlich entdeckten BNDF (brain derived neurotrophic factor) an. Dieser schützt Nervenzellen und fördert das Wachstum neuer Nervenzellen. Es ist einer der aktivsten Nervenwachstumsfaktoren und essenziell für die Neubildung von Nervenzellen beim Erwachsenen. Das könnte auch einen protektiven Einfluss auf Erkrankungen des zentralen Nervensystems wie Parkinson, Alzheimer und andere haben.

IMMUNSYSTEM WIRD GESTÄRKT

Essen ist nicht nur Nahrungsaufnahme, es ist eine Chance, uns gesund zu erhalten – Körperpflege von innen, wie es so schön heißt. Ernährungsmediziner gehen heute davon aus, dass mehr als 70 Prozent der Zivilisationskrankheiten ernährungsbedingt sind. Und wer eine wenn auch nur kurze Essenspause einlegt, verschafft seinem Körper eine Erholungszeit. Kranke Menschen haben oft kein Bedürfnis zu essen. Der Organismus benötigt seine ganze Energie zur Gesundung, um beispielsweise Grippeviren zu killen oder eine Entzündung einzudämmen. Bedenkt man, dass rund 30 Prozent der Energie von den Verdauungsorganen verbraucht wird, ist es nur logisch, dass wir den Impuls verspüren, diese »Energieverschwendung« zu unterlassen. Wir haben keinen Appetit, dem Körper steht die volle Kraft zur Verfügung, den Angreifer zu vertreiben.

Amerikanische Wissenschaftler um Dr. Longo haben herausgefunden, dass Fasten einen regenerierenden Effekt auf das Immunsystem hat. Um Energie zu generieren und zu sparen, baut der Körper während der Fastenzeit unter anderem alte und beschädigte Immunzellen ab. Die weißen Blutkörperchen erfüllen eine wichtige Rolle im Immunsystem bei der Bekämpfung von Entzündungen, bakteriellen Infektionen, allergischen Reaktionen, bei Autoimmunkrankheiten und vielen anderen Immunprozessen. Die Anzahl der weißen Blutkörperchen sinkt dadurch im Fasten deutlich ab, um danach sprunghaft wieder anzusteigen. Durch diesen »Recyclingprozess« wird das Immunsystem verjüngt und kann im Anschluss besser und effektiver arbeiten.

FASTEN ALS ALLHEILMITTEL

Fasten senkt die Labormarker und das Risiko für Volkskrankheiten wie Diabetes, Krebs und Herz-Kreislauf-Erkrankungen. Hauptursache dafür könnte – nach Erkenntnissen der Grundlagenforschung vor allem an Mäusen, aber auch nach Studien mit Menschen – die Senkung des Insulinspiegels und eines anderen Hormons namens IGF-1 sein, das in Zusammenhang mit Krebs und Diabetes gebracht wird. Eine Senkung der Konzentration im Blutspiegel dieser beiden Hormone verlangsamt Zellwachstum und Zellreifung, dies wiederum verlangsamt den Alterungsprozess und das Risiko für zahlreiche Krankheiten. Dazu gehören Schlaganfall, Alzheimer und Morbus Parkinson.

Im Labor konnte gezeigt werden, dass im Gegensatz dazu Übergewicht und Diabetes die Fähigkeit von Nervenzellen beeinträchtigen, Stress zu kompensieren: Die Nervenzellen sind dann weniger in der Lage, sich vor Alterung und Krankheit zu schützen.

GEWICHT WIRD REDUZIERT

Manche Menschen entscheiden sich vor allem wegen des zu erwartenden Gewichtsverlustes für eine Fastenzeit. Sie verwechseln das Heilfasten mit einer Nulldiät – und freuen sich, weil sie tatsächlich relativ schnell und sichtbar abnehmen. Das liegt daran, dass beim Fastenstoffwechsel zügig von der Verbrennung von Zucker auf Fett umgeschaltet wird. Doch das ist noch längst nicht alles, wie Sie mittlerweile wissen. Und vielleicht geht es Ihnen wie manch anderem: Sie möchten ein wenig abnehmen, entscheiden sich zu fasten – und merken dann, wie viele weitere positive Veränderungen das mit sich bringt. Das Gefühl des Leichterwerdens beschränkt sich nicht auf den Körper. Beim Heilfasten fühlt man sich auch seelisch erleichtert.

STIMMUNG HELLT SICH AUF

Wer erwartet, beim Heilfasten Trübsal zu blasen, täuscht sich in der Regel. Zwar kommt es durchaus zu Einbrüchen, der sogenannten Fastenflaute, doch die meisten Patienten berichten von mehr Hochs als Tiefs. Dies liegt daran, dass Fasten die Konzentration und Verfügbarkeit von Serotonin erhöht. Dieses Hormon spielt im körpereigenen Belohnungssystem eine große Rolle und ist für unsere Gemütsverfassung zuständig. Auch die deutliche Reduzierung potenziell allergener Substrate mag sich positiv auf die Stimmung auswirken, so wie insgesamt die Auseinandersetzung mit körperfremden Substanzen wie z. B. Proteinen ja entfällt. Manche Heilfasterinnen und Heilfaster sind regelrecht euphorisch, es gibt sogar einen Begriff dafür: Fasteneuphorie.

SCHLAF WIRD BESSER

Es kann sein, dass der Schlaf beim Fasten zunächst unruhiger und flacher wird. Aber man braucht weniger Schlaf und ist dennoch ausgeruht und energiegeladen. Manche Patienten berichten von beeindruckenden Träumen während der Nacht. Es ist nicht ungewöhnlich, dass in der intensiven Zeit des Heilfastens Konflikte aus dem Unterbewusstsein an die Oberfläche dringen und im Traum bearbeitet werden. Man möchte sich davon befreien, auch die Seele reinigen.

AUCH DIE SEELE ENTSCHLACKT

Die Zeit des Fastens ist eine sehr bewusste. Geist und Seele sind hellwach und aktiv. Man denkt nicht nur über Alltagsprobleme nach. Oft fallen einem Begebenheiten von früher ein, zum Teil aus der Kindheit, man überdenkt sein ganzes Leben, nimmt neue Perspektiven ein, wird gelassener, räumt innerlich auf. Hierbei sind Gespräche mit anderen Fastenden hilfreich, die in dieser Zeit besonders intensiv sein können. Da vertraut man sich Menschen an, die man kaum kennt, und ist bereichert von tiefen Gesprächen. Das gemeinsame Fasten verbindet ebenso wie das gemeinsame Essen. Aber genauso gut kann man auch für sich bleiben – und die Begegnung mit dem Ich zelebrieren.

DAS ZEITGEFÜHL VERÄNDERT SICH

Verblüfft stellen Menschen beim klassischen Heilfasten fest, wie lang ein Tag sein kann, wenn man nicht mit Nahrungsbeschaffung, -zubereitung und -aufnahme beschäftigt ist. Das führt oft zu mehr Konzentration und einem Bewusstsein dafür, womit man seine Lebenszeit eigentlich verbringt. Und so mancher beschließt, in Zukunft etwas zu ändern. Sich vielleicht mehr Zeit für das Essen zu nehmen und dafür weniger fernzusehen, im Internet zu surfen oder was auch immer. Und überhaupt: Ein Augenmerk darauf zu richten, womit man seine Zeit verbringt.

3 Rundum Gesundheitsvorsorge

Idealerweise fastet man zur Gesundheitsvorsorge zweimal im Jahr – im Frühling und im Herbst. Der Frühling als Fastenzeit ist in unseren Breiten auch religiös motiviert, und wer in dieser Jahreszeit fastet, fällt gar nicht auf: Fasten ist ein guter und alter Brauch. Im Herbst zu fasten bietet sich an, weil danach der Winter Einzug hält und das keine gute Jahreszeit zum Fasten ist. Man würde gegen den Körper arbeiten, der bei Kälte lieber Energie spart, er braucht auch mehr zum Einheizen, und ihm steht der Sinn eher nach Mantel, sprich Pölsterchen anlegen statt ablegen.

Menschen, die sich an diesen Rhythmus gewöhnt haben und am eigenen Leib erfahren haben, wie gut ihnen die Fastenzeit tut, freuen sich auf diese Tage. Ein, zwei Wochen Ruhe, Entspannung, Besinnung, Reduktion – um danach bereichert und beschwingt in den Alltag zurückzukehren. Oft hören wir Sätze wie:

» DAS BRAUCHE ICH EINFACH.

DAS IST ZWEIMAL IM JAHR GROSSREINEMACHEN.

DAS FASTEN HAT MICH ZU MIR SELBST ZURÜCKGEFÜHRT.

DAS SIND FÜR MICH ZWEI ZUSÄTZLICHE JAHRESZEITEN. «

Die meisten Menschen erleben das Fasten als ganzheitlichen Prozess – es bewirkt seelische und geistige Fülle. Beim Fasten denkt und fühlt man anders als im Alltag. Ja, zuweilen ist es ein bisschen so, als würde man sogar einige Leckerbissen serviert bekommen. Hin und wieder mag eine bittere Pille darunter sein, besonders in einer Fastenkrise. Aber im Großen und Ganzen überwiegt die Erholung für Geist und Seele bei weitem. Sonst würden die Fastenden diese Erfahrung ja nicht immer wieder gern wiederholen.

Das Nichtessen erleichtert es, einen Schritt aus dem Alltag herauszugehen. Wie oft plant man einige ruhige Tage – und dann überrollt einen der Stress doch wieder. Wer sich auf das klassische Heilfasten in einer Klinik einlässt, nimmt sich heraus aus allem und ist hoffentlich offen für das, was dann passiert. Das ist die beste Einstellung, um sich überraschen zu lassen, Neues zu erfahren, Altes wiederzuentdecken. Heilfasten ist wie eine Standortbestimmung – mit guter Aussicht in die Zukunft. Die Entscheidung, körperlich zu fasten, ist ein Schlüssel zu seelisch-geistigen Räumen, die wir sonst nicht so einfach betreten. Tiefe Gedanken, tiefe Gefühle, Tiefenentspannung. Wer dies zelebriert, tut sich sehr viel Gutes und beeinflusst mit diesen wenigen Tagen die Qualität des folgenden Jahres. Denn Fasten wirkt nach. Lange. Nicht nur durch das körperliche Wohlbefinden, auch durch die beim Fasten erworbenen Ressourcen wie Selbstvertrauen, Lebensfreude, Selbstbewusstsein, Gelassenheit, Achtsamkeit – Fasten befreit und macht stark und schenkt uns eine gut bekömmliche Haltung zum Dasein.

Auch wenn Sie im Moment kein tagelanges klassisches Heilfasten ins Auge fassen, können Sie doch von den positiven Auswirkungen des Fastens profitieren. Es gibt ja auch die Möglichkeit,

Intervall- oder Kurzzeitfasten zu praktizieren – mit den kleinen Schwestern des klassischen Heilfastens im Kapitel »Alltagsfasten« stellen wir sie Ihnen im Detail vor. An dieser Stelle nur so viel: Jede Woche einmal eine Mahlzeit ausfallen lassen. Oder einen Tag in der Woche fasten. Oder einen Tag in der Woche sparsam essen – nur Obst/Reis –, das sind alltagstaugliche Möglichkeiten, die »Nährstoffe« des Fastens abzuschöpfen, ohne sich dafür ein, zwei Wochen zurückzuziehen. Aber auch das klassische Heilfasten kann problemlos im Alltag durchgeführt werden. Viele Menschen praktizieren es, während sie ihrer Arbeit nachgehen.

Klassisches Heilfasten in einer Klinik, im Kloster, in einer spirituellen Gemeinschaft, in einer Fastengruppe, im Urlaub, zu Hause, während der Arbeit oder als bewusste Gesundheitsmaßnahme zwischendurch. Je öfter Sie das praktizieren, umso leichter fällt es Ihnen. Alltagsfasten kann man trainieren wie eine Sportart, man kann Kondition aufbauen. Zu Beginn des Fastens kommen sich manche Menschen wie ein »Couch-Potato« vor, der seine Freizeit in erster Linie auf dem Sofa verbrachte und nun das erste Mal im Leben joggt. Das fühlt sich nicht toll an, im Gegenteil. Und von dem angeblichen Hochgefühl: keine Spur. Doch wenn der ehemalige Couch-Potato dabeibleibt, wird er sich allmählich in Form bringen und nach einigen Wochen erstaunt feststellen, dass er sein neues Lebensgefühl dank Alltagsfasten nicht mehr missen möchte. Was ja tägliche Besuche auf dem Sofa nicht ausschließt.

Menschen, die fasten, erzählen, dass diese Gewohnheit ihr Leben geschmeidiger gemacht hat. Indem man nicht isst oder weniger isst oder hin und wieder eine Mahlzeit ausfallen lässt, bricht man mit starren Regeln. Man isst morgens, mittags, abends, womöglich wie ein Kaiser, Bauer, Bettler. Oder mittags immer warm und abends Brot oder morgens Müsli.

Wenn Sie einmal Ihre Essgewohnheiten überdenken, merken Sie vielleicht, dass sie ein wenig festgefahren sind. Das ist der Normalfall. Vielleicht genießen Sie nach der Hauptmahlzeit gern eine Tasse Kaffee oder Käse oder Obst. Zum Frühstück immer herzhaft oder süß. Ich bin ein salziger Typ. Ich bin ein süßer Typ. All das wird durch Fasten durcheinandergewirbelt. Erstarrte Strukturen lösen sich auf – und dann wird es richtig spannend: Was fühle ich? Wie geht es mir? Oft entdecken Menschen neue Seiten an sich, und das hat Auswirkungen auf ihr ganzes Leben. Sie werden lockerer, froher, gelassener und auf alle Fälle achtsamer, bewusster. Obwohl wir nun schon so viele Jahre Patienten betreuen, die fasten, hören wir noch immer von neuen Bereicherungen der Lebensqualität, was alles Tolles beim Fasten und danach passiert. Oft dient das Heilfasten als Einstieg, die Lebensgewohnheiten prinzipiell zu überdenken, zu ändern, ein starres Lebenskonzept aufzuweichen. Ideal ist es natürlich, wenn die Fastenkur langfristig in eine Ernährungsumstellung hin zu einer mediterranen Vollwerternährung mündet. Und so schließt sich der Kreis. Verzicht führt zu Gewinn. Heilfasten kann andere Formen des Fastens nach sich ziehen wie Medienfasten. Man möchte nicht noch besser funktionieren, sondern wünscht sich mehr Zeit für sich und seine Liebsten und Hobbys. Fasten zentriert und gibt uns die Kraft und Klarheit, uns von Dingen zu trennen, die uns nicht guttun. Fasten befreit von überflüssigem Ballast – körperlich, geistig und seelisch.

WER NICHT FASTEN SOLLTE

Einige Personengruppen sollten nicht fasten: Schwangere und stillende Frauen, weil sie einen anderen Stoffwechsel haben. Kinder, weil sie über zu wenige Energiereserven verfügen. Menschen mit psychischen Erkrankungen, weil das Fasten diese verschlimmern könnte. Andererseits kann Fasten bei Depressionen auch hilfreich sein. Deshalb die Empfehlung für psychisch kranke Patienten: Sprechen Sie vorher mit einem Arzt, einer Ärztin. Das Gleiche gilt für Patienten, die Medikamente wie zum Beispiel Blutdrucksenker, blutverdünnende oder blutzuckersenkende Medikamente einnehmen. Es sollte gewährleistet sein, dass das Fasten die Wirkung von Medikamenten nicht beeinträchtigt. Da sich beim Fasten der Blutzuckerspiegel automatisch reguliert und das Blut dünnflüssiger wird, auch der Blutdruck sinkt, benötigt man in der Regel weniger Medikamente.

Generell sollten Personen, die Medikamente einnehmen müssen, dazu zählt auch die »Pille«, vor einer Fastenperiode mit ihrem Arzt sprechen, und eine eventuell notwendige Veränderung der Einnahme sollte von diesem begleitet werden. Auch bei Gallensteinen mit Gallenkolik, Gichtanfall in der Krankengeschichte oder Netzhautablösung, Magen- oder Zwölffingerdarmgeschwür sowie schwerer Herzkranzgefäßverengung sollte unbedingt im Vorfeld ein Arzt konsultiert werden. Auf das Heilfasten verzichten sollte man bei einer nicht ausreichend therapierten Schilddrüsenüberfunktion, bei geschädigter Leber und Niere sowie bei ausgeprägten Hirnleistungsstörungen. Auch Suchterkrankungen und ein insulinpflichtiger Typ-1-Diabetes bedürfen ärztlicher Begleitung.

Menschen, die an einer Essstörung leiden oder litten, sollten prinzipiell nicht fasten, da sie in gewisser Hinsicht wie trockene Alkoholiker lebenslänglich gefährdet sind, in ihre Sucht zurückzufallen, und das Fasten dies begünstigen könnte. Untergewichtige mit einem Body-Mass-Index (BMI) unter 18 sollten aus medizinischen Gründen aufs Fasten verzichten.

4 WO, WIE, MIT WEM FASTEN?

Sie können überall fasten, zu Hause oder im Kloster, Hotel, im In- und Ausland, allein oder mit Gleichgesinnten, denn alles, was Sie dazu brauchen, haben Sie ja immer dabei: Ihren Körper. Je nach Typ ist dem einen das eine, dem anderen das andere lieber. Da das Heilfasten eine so wichtige Erfahrung ist, lohnt es sich, darüber nachzudenken, in welcher Umgebung es Ihnen am leichtesten fallen könnte. Es ist von großer Bedeutung, dass der Rahmen des Fastens stimmt, dass Sie sich wohl fühlen.

Wenn Sie Sorge haben, dass Ihr Wille vielleicht nicht ausreichen könnte, dass Sie ohne Gleichgesinnte schwach werden würden, empfehlen wir Ihnen, in einer Gruppe zu fasten. Sollten Sie an einer Erkrankung leiden, wäre eine Fasten-Klinik mit ärztlicher Begleitung die beste Wahl.

WELCHE ART VON FASTEN IST DIE RICHTIGE FÜR MICH?

1986 wurde die Ärztegesellschaft »Heilfasten und Ernährung« gegründet und das Heilfasten seriös untermauert. Die Inhalte des therapeutischen Fastens wurden 2002 in einer Leitlinien-Konsensus-Konferenz definiert und 2013 überarbeitet. Das klassische Heilfasten kann auf unterschiedliche Weise durchgeführt werden.

Buchinger-Heilfasten

Der »Vater« des Heilfastens in Deutschland, Dr. Otto Buchinger, gestorben 1966, entwickelte in den 1920er Jahren das Heilfasten und war tief beeindruckt von den Auswirkungen auf seine Patientinnen und Patienten. Nach anfänglich heftigen Anfeindungen konnte er durch den empirischen Erfolg seiner Methodik überzeugen. Doch die wissenschaftliche Erforschung, die gerade begonnen hatte, wurde durch den Zweiten Weltkrieg und vor allem die daraus resultierende Lebensmittelknappheit und Hungersnot gestoppt. Seit einigen Jahrzehnten gehört das Heilfasten nun wieder zu den Vorbeugemaßnahmen vieler gesundheitsbewusster Menschen. Weltweit steigt das wissenschaftliche Interesse an den Auswirkungen des Heilfastens seit einigen Jahren kontinuierlich stark an.

Während des Buchinger-Heilfastens wird nicht gekaut, es wird ausschließlich flüssige Nahrung aufgenommen: zweimal täglich Gemüsesäfte und Gemüseabkochungen und einmal Fruchtsaft, kleine Mengen kaltgeschleuderter Honig und etwas unbehandelte Zitrone – insgesamt 250 bis 500 Kalorien täglich. Bei empfindlichem Magen sind Varianten mit Schleimzubereitungen von Gerste, Reis, Leinsamen empfehlenswert und/oder Buttermilch/Joghurtwasser und/oder Leinöl von 400 bis 500 Kalorien täglich. 500 Kalorien stellen die maximale Obergrenze dar, bei deren Überschreitung die physiologische Umstellung in den Fastenstoffwechsel nicht vollständig erfolgen kann. Die »Fastenverpflegung« dient dem Nachschub an Vitalstoffen, liefert Basen, und sie tut dem Fastenden körperlich und seelisch gut. Getrunken werden drei Liter Wasser, Kräuter-, Gewürz- und Früchtetees. Auch das Trinken von Brottrunk (z. B. der Firma Kanne) fördert das Wohlbefinden. Brottrunk liefert große Mengen wertvoller

Laktobazillen, überdies Mineralien und Vitamine und hat kaum Kalorien. Die Milchsäurebakterien sind effektive Mikroorganismen und tragen probiotisch zu einer intakten Darmflora bei. Buchinger betonte die Ganzheitlichkeit des Fastens und wies in seinen Schriften immer auch auf die Bedeutung einer Seelenhygiene hin.

F.-X.-Mayr-Kur

Franz Xaver Mayr, gestorben 1965, war unter anderem als Kurarzt tätig und vertrat Anfang des letzten Jahrhunderts die Meinung, dass die meisten gesundheitlichen Störungen in irgendeiner Weise mit dem Darm zusammenhängen, dessen Funktion für den Gesamtorganismus er als hoch bedeutend erkannte. Seine Fastenmethode ist im Volksmund auch als Milch-Semmel-Kur bekannt. Jüngste Erkenntnisse der Forschung bestätigen seinen Ansatz. So zeigte eine spanische Studie 2014, dass Weißbrot die Laktobazillen im Darm unterstützt. Im Gegensatz zum Buchinger-Heilfasten darf bei der Mayr-Kur gekaut werden, und zwar besonders gründlich: Nach einer Teefasten-Phase – inklusive Abführen mittels Bittersalz – werden 1 bis 2 altbackene Semmeln pro Tag in kleinen Bissen intensiv eingespeichelt, bewusst gekaut – mit einem Teelöffel Milch (bis zu ¼ Liter pro Semmel) bis zur vollständigen Verflüssigung des Speisebreis. Aufgrund der häufiger auftretenden Glutenhypersensitivität und Laktoseintoleranz werden mittlerweile auch Varianten mit glutenfreien Brötchen, mit Sojamilch, Reismilch usw. empfohlen. Getrunken werden Wasser und Kräutertee, der Bauch wird manuell stimuliert.

Schrothkur

Sie geht zurück auf Johann Schroth, gestorben 1856, und wird heute in vielerlei Modifikationen angeboten. Aufgrund ihrer sehr speziellen Trinkgewohnheiten – dazu gehören nicht unerhebliche Mengen an Wein – können wir sie nur eingeschränkt empfehlen. Schrothkuren sollen jedoch, wie uns berichtet wurde, phasenweise recht fröhlich verlaufen …

Darüber hinaus gibt es noch weitere Fastenmethoden und die dazugehörenden Anhänger, Verfechter und Kritiker. Erwähnen möchten wir hier nur noch das sogenannte Schleimfasten, weil es bei strapazierten Magen- und Darmschleimhäuten zu empfehlen ist.

AUSZEIT ZU HAUSE ODER WÄHREND DER BERUFSTÄTIGKEIT?

Für manche Menschen ist das klassische Heilfasten im Alltag nicht denkbar. Da braucht man doch eine Auszeit! Will für sich sein! Es sich gemütlich machen! Es soll eine Zeit der Ruhe und Besinnlichkeit sein. Andere legen Wert darauf, ihren Alltag so weit wie möglich aufrechtzuerhalten und auch zu arbeiten. Vielleicht möchten Sie den Fastenprozessen nicht so viel Aufmerksamkeit widmen oder hoffen sich abzulenken, oder Sie sind einfach kein Typ für Kontemplation und Innenschau. Gut ist es, wenn man sich realistisch einschätzt, weil man dann die beste Alternative wählen kann. Sicher hängt das auch von der Ausgangssituation ab. Ein Mensch, der vielleicht an einer Erkrankung leidet oder dessen Leben sich gerade im Umbruch befindet, erhofft sich von der Fastenzeit unter Umständen eine Klarheit, die demjenigen, der »nur« seinem Körper etwas Gutes tun will, im Moment gar nicht fehlt. Was natürlich nicht heißt, dass jeder Vorsatz in die Tat umgesetzt wird. So mancher berufstätige Faster hat dann doch mehr Gänge zurückgeschaltet, als er ursprünglich beabsichtigte – ob aus physischen oder psychischen Gründen. Fasten ist immer auch ein Überraschungsei. Das erleben wir auch in der Klinik.

In unserem Team wird ebenfalls gern gefastet. Manche Kolleginnen und Kollegen arbeiten währenddessen, andere nicht. Wir finden es gut, wenn wir informiert werden, dass jemand fastet. Denn auch der ausgeglichenste Kollege kann beim Fasten einmal einen schlechten Tag haben, der Dickfelligste kann dünnhäutig reagieren. Das ist ganz normal, schließlich laufen nicht nur physische, sondern auch psychische Prozesse ab. Weiß man, dass eine Kollegin sich gerade in einem Ausnahmezustand befindet, kann man sie besser unterstützen.

Fastentipps für Berufstätige

- Das Frühstück fällt aus. Nutzen Sie diese Zeit am Morgen für einen bewussten Tagesbeginn. Vielleicht stellen Sie den Wecker sogar früher. Machen Sie Atemübungen, Yoga, meditieren Sie oder tun Sie etwas anderes, um gut und bewusst in den Tag zu kommen. Vielleicht schreiben Sie in Ihr Fastentagebuch – warum nicht den tollen Traum von eben … Tun Sie so, als hätten Sie Urlaub. Schlagen Sie einen anderen Weg zur Arbeit ein. So erinnern Sie sich daran, dass dieser

Alltag kein normaler ist. Vielleicht lassen Sie das Auto stehen und fahren mit dem Rad? Oder Sie verlassen den Bus eine Station früher und gehen ein Stück zu Fuß? Was auch immer Sie unternehmen: Sorgen Sie für Abwechslung von der Alltagsroutine. Jetzt ist kein Alltag. Jetzt ist Fasten!

- Ein »Augenschmaus« auf dem Büroschreibtisch – vielleicht eine schöne Blüte in einem kleinen Glas, ein Foto – erinnert Sie daran, dass dieser Tag kein normaler Arbeitstag ist.

- Das Mittagessen entfällt – wie wäre es mit einem Spaziergang? Vielleicht können Sie sich auch zurückziehen für ein kleines Schläfchen in einem ruhigen Raum oder im Auto, wenn es möglich ist: gern mit einem Leberwickel. Oder Sie verordnen sich mittels einer Anleitung von CD oder App eine aktive Entspannungsübung. In vielen Büros gibt es kleine Besprechungszimmer, die man dafür nutzen kann – oder man hat das Glück, sich beispielsweise als Physiotherapeut auf einer Liege entspannen zu können.

- Wenn Sie unsicher sind, ob Sie vielleicht Mundgeruch haben, legen Sie eine Pfefferminzpastille unter die Zunge. Lutschen Sie sie nicht aktiv, lassen Sie sie zerschmelzen. Ein bis zwei Tropfen eines ätherischen Öls – selbstverständlich von bester Qualität – in ein kleines Glas Wasser träufeln und dann kräftig den Mund ausspülen und gurgeln sorgt ebenfalls für frischen Atem.

- Sollte der Kreislauf absacken, bringen Sie sich mit einer Ohr-Akupressur in Schwung und erhöhen dadurch auch Ihre

Konzentrationsfähigkeit: Kneten Sie zwei, drei Minuten gründlich die Ohrmuscheln durch.

- Gönnen Sie sich nach der Arbeit etwas Schönes und/oder verkürzen Sie die Arbeitszeit. Vielleicht befindet sich auf Ihrem Überstundenkonto ein Plus, das Sie jetzt gut brauchen können…: für die interessante Ausstellung, den Kinobesuch am Spätnachmittag, die Thaimassage. Die Fastenzeit ist die richtige Zeit für Aktivitäten, die man schon lange auf dem Wunschzettel hat. Ein Zoobesuch, das Planetarium …, oder: Ich, das Sofa und ein historischer Roman. Ich, das Sofa und der Sound meiner Jugend. Im Körper läuft der Stoffwechsel auf Hochtouren…, und außerhalb kann man ruhig auch mal: Stoff wechseln!

Idealerweise legen Sie Ihre Fastentage auf ruhigere Zeiten im Job. Zu empfehlen ist es außerdem, an einem Freitag mit dem Entlastungstag zu beginnen, so dass die Darmentleerung, das berüchtigte Glaubern, am Samstag erfolgt. Am Sonntag, dem zweiten Fastentag, gewöhnt man sich an diesen neuen Zustand, schöpft Ruhe und Kraft und kann am Montag, dem dritten Fastentag wieder zur Arbeit gehen. Oder man nimmt den Montag frei – machen Sie es, wie Sie wollen, aber machen Sie sich vorher Gedanken, was am besten für Sie sein könnte. Eine gute Vorbereitung der Fastenzeit trägt zu ihrem guten Gelingen bei.

FASTEN ALS EXTERNE AUSZEIT ODER ZU HAUSE?

Gerade Frauen, auf denen die Hauptlast des Haushalts inklusive Küche liegt, können davon ein Lied singen: Sie wollen fasten? Können sie gerne, aber zu Hause soll alles laufen, wie die Familie es gewöhnt ist. Frühstück, Mittagessen kochen, Abendessen zubereiten, einkaufen. Stundenlang mit Lebensmitteln hantieren und selbst nichts essen. Das grenzt an Folter? Nun, wer sich zum Fasten entschieden hat, kann in der Regel auch mit Lebensmitteln arbeiten, ohne deswegen zu weinen, außer beim Zwiebelschneiden vielleicht. Aber schön ist das natürlich nicht, vor allem nicht rund um die Uhr, und deshalb eigentlich ein Ausschlusskriterium.

Aber auch an einem anderen Ort kann eine Hausfrau und Köchin und Gattin mit Leib und Seele an einem schlechten Gewissen leiden, wenn ihr Mann zu Hause unversorgt ist. Dies hören wir oft von älteren Frauen und müssen dann manchmal schmunzeln. Werden diese Strohwitwer wie gestandene Männer behandelt oder doch nicht eher wie Kleinkinder? Da wird für zwei, drei Wochen vorgekocht und eingefroren, damit der arme Mann zu Hause nicht verhungert, während seine Frau bei uns in der Klinik fastet. Manchmal fragen wir uns, was ein solcher Ehemann wohl täte, wenn die Tiefkühltruhe einem Stromausfall zum Opfer fiele. Vielleicht würde er sich an seine Jugend erinnern und ausprobieren, ob er es schafft, ein Spiegelei zu braten. Oder mit den Kumpels essen gehen. Oder zu Hause fasten!

Davon abgesehen ist die Idee mit dem Vorkochen und Einfrieren natürlich besser, als während des Fastens im Sud eines schlechten Gewissens zu köcheln. Noch besser gefällt uns, was eine Patientin neulich sagte: Nächstes Jahr faste ich zu Hause, und mein Mann macht mit, das hat er mir versprochen.

Wer im Urlaub heilfastet, muss diesen übrigens nicht zu Hause verbringen. Es gibt ein verlockendes Angebot von verschiedenen Veranstaltern an sehr reizvollen Orten. Fasten und Wandern in Umbrien oder Andalusien, Fasten im Schwarzwald oder an der Ostsee, mit Yoga, Singen, in spirituellen Gemeinschaften – da ist für jeden etwas dabei. Und manchmal ist es auch die richtige Entscheidung, beim Fasten eben nicht zu Hause zu bleiben, weil dort die Bedingungen ungünstig sind. Fasten sollte niemals in Stress münden.

ALS PAAR FASTEN

In einer harmonischen Partnerschaft kann das Fasten beide beflügeln, frei nach dem Motto: Geteiltes Fasten ist halbes Fasten. Gemeinsame Unternehmungen stehen unter einem guten Stern, eine kleine Fahrradtour mit Pause bei einem erfrischenden Mineralwasser, sich gegenseitig motivieren, bestätigen, wie toll man das hinkriegt, auf das Schöne verweisen, das man erlebt – jetzt –, aber auch in der Vergangenheit erleben durfte. Das gemeinsame Heilfasten kann die Beziehung vertiefen und noch mehr Nähe und Intimität schaffen. Alles wird intensiver wahrgenommen, auch Zweisamkeit. Und man kann sich liebevoll herausfordern: Ich habe heute schon zwei Liter getrunken – und du? Ist die Beziehung spannungsreich, raten wir vom gemeinsamen Fasten ab, bestehende Konflikte können leicht eskalieren und Sinn und Zweck des Heilfastens torpedieren.

UNTERSTÜTZUNG DURCH DIE FAMILIE

Jetzt wird es aber höchste Zeit für die Ehrenrettung der Familie. Natürlich gibt es auch Familien und Ehemänner, Ehefrauen, die ihre fastenden Partner vorbildlich unterstützen. Diese Hilfe kann folgendermaßen aussehen:

Der nicht fastende Partner kann z.B. mit den Kindern außer Haus essen. Es muss nicht immer die Pizzeria um die Ecke sein, die besondere Zeit des Fastens kann auch auf die nicht fastende Familie positive Auswirkungen haben, wenn das Essen als Erlebnis gestaltet wird. Wie wäre es mit einem Picknick in schöner Umgebung? Dann hätte der fastende Partner auch gleich mal vertiefte Ruhe. Oder der nicht fastende Partner kocht für sich und die Kinder, während der fastende spazieren oder ins Solebad geht und erst nach dem Essen erfrischt wieder erscheint. Selbstverständlich ist die Küche dann aufgeräumt, das Geschirr in die Spülmaschine geräumt, gelüftet usw. Das ist eine gute Gelegenheit für die Nichtfaster, die Lieblingsspeisen zu genießen, so dass am Ende des Tages alle zufrieden sind – jedenfalls was das Essen anbelangt. Und die Kinder lernen, dass man nicht immer dasselbe machen muss, dass man sich auch bei verschiedenen Interessen unterstützen kann – Toleranz ist die Voraussetzung für Familienfrieden.

Die meisten unserer Fasterinnen und Faster erleben es als große Unterstützung, wenn sie nicht belächelt werden, sondern ihre »Gesundheitsarbeit« als solche anerkannt wird, sprich: wenn Respekt und moralische Unterstützung sie begleiten und sie positiv bestärkt – anstatt mit Vorwürfen überhäuft zu werden oder sie zu spüren, wenn sie auch nicht ausgesprochen werden: Warum kochst du nicht für uns, warum versorgst du uns nicht? Ganz einfach: Als verantwortungsvolle Mutter möchte ich meine Kinder zur Selbständigkeit erziehen. Schafft ihr es, Nudeln zu kochen?

Nein, manche schaffen es nicht. Dann muss die Küche eben kalt bleiben. Im Übrigen haben wir auch die Erfahrung gemacht, dass manche besonders pflichtbewusste Frauen die fürsorglichen Angebote ihrer Familie zur Unterstützung nicht wirklich annehmen können. Für sie wäre es besser, an einem anderen Ort zu fasten – ein gutes Stück weit weg von ihrem Zuhause.

FASTEN IN EINER GRUPPE ODER ALLEIN?

Bei uns in der Klinik finden regelmäßig Fastengruppen statt, in denen sich die Teilnehmer untereinander austauschen. Viele finden das sehr angenehm, weil es die Moral stärkt, sie können sich gegenseitig anregen. Kleinere Fastenkrisen werden gemeistert, es werden Tipps gegeben – das kenne ich, das hatte ich auch, das geht vorbei, bei mir war es genauso. Man motiviert sich gegenseitig und spendet Trost. Nicht selten verlassen die Gespräche den üblichen Smalltalk und gehen ans Eingemachte. Hin und wieder dienen diese Gespräche dann auch dazu, ein lange schwelendes Unbehagen zu formulieren, Entscheidungen werden gefällt. Es geschieht durchaus, dass eine Ehefrau, die sich seit Jahren mit dem Gedanken an Trennung trägt, beim Fasten neue Klarheit gewinnt. Auch Berufswechsel kommen oft aufs Tablett und viele andere kleinere und größere Veränderungen. Wenn man sie mit Gleichgesinnten besprechen kann, tut das manchmal gut. Nicht jedem Menschen, aber manchen. Und dann ist es schön, wenn ein Gesprächspartner in ähnlicher Situation in der Nähe ist.

Dazu muss man aber in keiner Klinik oder Gruppe fasten. Man kann das auch in einer lokalen Fastengruppe erfahren, die sich regelmäßig trifft. Oder man gründet eine Fastengruppe auf Facebook, WhatsApp – und außerdem gibt es noch das gute alte Telefon. Auch hier gilt: Menschen sind verschieden, und gerade beim Fasten sollte man seinen Bedürfnissen nachgeben.

Die einen wollen lieber ihre Ruhe, die anderen fühlen sich gerade beim Fasten sehr angeregt und wünschen sich intensiven Austausch. Oder beides, jedes zu seiner Zeit.

EINE GUTE VORBEREITUNG DER FASTENZEIT TRÄGT ZU IHREM GUTEN GELINGEN BEI.

HEIL-
FASTEN

II.

5 Vorbereitung auf das Heilfasten

An unserer Essener Klinik für Naturheilkunde und Integrative Medizin praktizieren wir modifiziert Heilfasten nach Buchinger. Die meisten Menschen sind an drei Mahlzeiten täglich gewöhnt, sie strukturieren den Tag. Diese Einteilung wird beim Heilfasten beibehalten. Es gibt Frühstück, Mittag- und Abendessen, wenngleich die Mahlzeiten als »Trinkzeiten« dünn ausfallen, vor allem morgens regelrecht mager mit 0,1 ml Obstsaft. In der Regel verspürt man selbst bei solchen Portiönchen keinen Hunger, nicht umsonst wird das Heilfasten durch das Abführen so sorgsam eingeleitet – und am Ende ausgeleitet mit den Aufbautagen. Wer aufmerksam in sich hineinhört, stellt häufig fest, dass der Hunger oder Appetit gar kein körperlicher ist, eher ein seelischer oder einfach aus Gewohnheit erfolgt nach dem Motto: Jetzt ist Essenszeit.

Wenn Sie sich an die Vorgaben halten, kommen Sie bestimmt gut durch diese spannende Zeit, in der wir Sie auf den folgenden Seiten Tag für Tag begleiten. Außerdem möchten wir Sie mit einigen Rezepten aus der Naturheilkunde vertraut machen, die Ihnen das Fasten erleichtern können. Manche davon gehören zur Pflicht, andere bezeichnen wir als Kür. Die Pflicht bitten wir Sie zu erfüllen, die Kür möchten wir Ihnen an Herz und Leib legen. Aber wenn Sie keine Lust auf Bürstenmassage oder ein Fastentagebuch haben, dann müssen Sie sich nicht dazu zwingen. Gerade in der Fastenzeit sollten Sie auf Ihre innere Stimme hören. Es soll trotz des Verzichts eine schöne Zeit für Sie sein.

Wenn unsere Patienten zu Hause fasten, gehen sie meistens über die klassische Distanz von acht Tagen, die folgendermaßen eingeteilt sind:

1 Entlastungstag
5 Fastentage
2 Aufbautage

Da wir Ihnen mit diesem Buch einen Ratgeber für überall an die Hand geben möchten, haben wir uns ebenfalls für diese Dauer entschieden. An unserer Klinik fasten die Patienten in der Regel sieben Tage. Ein Entlastungstag leitet das Heilfasten ein, drei Aufbautage führen hinaus, so dass ein Fastenzyklus insgesamt elf Tage umfasst. Man kann auch deutlich länger fasten, wochenlang sogar. Doch da wir unsere Patienten nicht gern als Fastende entlassen, beschränken wir uns auf diese Zeitspanne. Manche Patienten verlängern nach Absprache die Fastenperiode über den stationären Aufenthalt hinaus. Sie werden dann ambulant weiterbetreut. Die meisten Menschen sind aber froh, wenn sie wieder essen »dürfen«. Wobei das oft eher nicht am Hunger liegt, sondern daran, dass man sich auf einen bestimmten Termin festgelegt, sich seelisch darauf eingestellt hat. Und von Dürfen kann keine Rede sein. Fasten ist freiwillig. Fasten heißt nicht hungern. Es bedeutet lediglich, dass auf feste Nahrungsmittel verzichtet wird – und auf Genussmittel!

GENUSS ODER GEWOHNHEITEN ENTLARVEN

Bereiten Sie sich mental darauf vor, dass Sie sich während der Fastenzeit von einigen lieben Gewohnheiten, die Sie vielleicht als Genüsse bezeichnen, trennen sollten. Stimulanzien wie Alkohol, Kaffee, Tee, Zigaretten, aber auch Kaugummis stören den Prozess des Heilfastens. Sie erschweren die Entgiftung. Außerdem verstärken sie zum Teil die Magensäureproduktion, was zu Hunger führen kann. Die Naturheilkunde unterstützt die Fastenden auch beim Verzicht auf Genussmittel. Zum Beispiel können Raucherinnen und Raucher eine suchtdämpfende Ohr-Akupunktur erhalten. Und wer seine Hände beschäftigt wissen möchte, kann sich gern an Qi-Gong-Kugeln versuchen.

TIPP Passionierte Kaffeetrinker, die an Entzugserscheinungen leiden, können diese mit einem **blonden Tee** mildern: Sehr dünner schwarzer Tee mit einem Minischuss Milch. Meistens genügt eine Tasse, und die Kopfschmerzen verschwinden. Auch eine Tasse grüner Tee ist geeignet.

Vielen Fastenden hilft bereits die Erinnerung, dass sie freiwillig heilfasten. Niemand zwingt sie. Es ist ihre eigene Entscheidung, und meistens haben sie ja gute Gründe dafür und manchmal auch große Hoffnungen, dass eine Befindlichkeitsstörung oder auch Erkrankung sich bessert, dass Übergewicht abgebaut wird. Die Chancen stehen gut, dies mit klassischem Heilfasten zu erreichen – und mehr noch: den erreichten Zustand mindestens mittelfristig zu halten. Dies geschieht durch eine Veränderung der inneren Einstellung. Heilfasten beschränkt sich nicht allein auf den Körper, wenngleich man den Prozess durchlaufen kann, ohne sich intensiv mit seiner seelischen und mentalen Befindlichkeit auseinanderzusetzen. Die Erfahrung zeigt, dass auch wenn der Körper nichts zu kauen hat, Seele und Geist sehr wohl zu kauen haben können und zu verdauen und auszuscheiden und loszulassen …

MEDIENABSTINENZ

Deshalb sollte man sich auch nicht ständig ablenken. Zu den Genussmitteln gehört ebenfalls stundenlanges Fernsehen oder pausenlose Beschäftigung mit dem Smartphone, Surfen im Internet. Heilfasten bedeutet: sich selbst im Inneren zu begegnen. Dort benötigt man kein Smartphone, es klappt auch ohne. Wann haben Sie sich zuletzt angefunkt? Wie steht es um Ihre Verbindung zu Ihrem Inneren? Sind die Leitungen störungsfrei? Wann haben Sie zuletzt »mit Ihrer Seele telefoniert«? Jetzt wäre eine gute Gelegenheit dazu – und das schaffen Sie alles ohne technische Hilfsmittel!

In Nobel-Wellnesshotels ist es mittlerweile guter Brauch, sein Smartphone beim Einchecken an der Rezeption abzugeben. Das sollten Sie beim Heilfasten idealerweise auch tun. Oder täglich eine Viertelstunde festlegen, in der Sie Ihre Nachrichten checken. Und danach schalten Sie das Gerät ab und sind selbst wieder eingeschaltet für alles, was jetzt ist, was beim Heilfasten geschieht. So spannend kann keine WhatsApp, kein YouTube-Clip sein – noch mal zur Erinnerung: Eine Billion Körperzellen mit 50 000 Prozessen …

6 Was brauche ich?

FOLGENDES SOLLTEN SIE IM HAUS HABEN ODER BESORGEN:

- Ein Bittersalz – in der Regel max. 40 Gramm. Bewährt haben sich Glaubersalz (Natriumsulfat) und Passagesalz (Magnesiumsulfat), beides osmotische Abführsalze.
- Eine Kiste Mineralwasser.
- Einen (Reise-)Irrigator oder mindestens 3 Klistierbeutel, die mindestens 1,5 Liter fassen, und ebenso viele Darmrohre aus weichem Kunststoff.
- Eine neutrale Salbe, Vaseline o.Ä.
- Verschiedene Teesorten nach Ihrem Geschmack, z.B. Fenchel-Anis-Kümmel-Tee, Kräuterteemischungen, milde Früchtetees, Gewürztee usw.
- Ein bis fünf kleine oder drei große Flaschen Gemüsesaft: möglichst milchsauer vergoren und mit wenig oder bestenfalls ohne Salz. Diesen Saft bekommen Sie wahrscheinlich nicht im Getränkeladen, aber im Biosupermarkt, im Naturkostladen, im Reformhaus, im sehr gut sortierten Supermarkt und im Internet. Wenn Sie Gemüsesaft selbst frisch herstellen möchten, finden Sie alles Wissenswerte dazu im nächsten Kapitel »Was esse/trinke ich?«.

- Eine Flasche (0,7) Fruchtsaft von bester Qualität, wir empfehlen ein Bioprodukt. Sie können auch verschiedene Sorten verwenden, z. B. jeden Tag 100 ml einer anderen Sorte. Achtung: Angebrochene Flaschen sind nur begrenzt haltbar. Selbstverständlich können Sie auch 100 ml Fruchtsaft frisch auspressen.

- Wenn Sie Ihrem Darm etwas besonders Gutes tun wollen, besorgen Sie zusätzlich ein bis zwei Flaschen Brottrunk: ein alkoholfreies, veganes Gärgetränk. Mit seinen Millionen effektiver Mikroorganismen pro Milliliter, allen voran die Laktobazillen (Milchsäurebakterien), wirkt er probiotisch, das heißt, er pflegt die Darmflora, liefert Mineralien und Vitamine und erfrischt durch den sauren Geschmack.

- Heilerde (die feinste braune Heilerde zum Einnehmen).

- Eine Wärmflasche.

- Eine Körperbürste oder entsprechend einen Massagehandschuh aus Naturmaterial.

- Angenehme Körperpflegemittel von hervorragender Qualität, frei von Mineralölen, frei von synthetischen Farb-, Duft- und Konservierungsstoffen und auch frei von hormonell wirksamen Stoffen.

TIPP Der Bund für Umwelt und Naturschutz Deutschland e.V. (BUND) hat die App ToxFox entwickelt, mit der Sie herausfinden können, wo was drin ist.

Darüber hinaus gibt es noch eine Reihe weiterer Anwendungen, für die Sie dies und jenes besorgen können. Diese finden Sie im Kapitel »Was kann ich zusätzlich tun?«. Im Fastenverlauf, bei den einzelnen Tagen, haben wir diese Zusatzanwendungen unter dem Begriff »Kür« aufgelistet – im Gegensatz zu den Pflichtübungen. Diese sollten Sie unbedingt beherzigen, da mit ihnen der Erfolg Ihres Heilfastens steht und fällt.

WIE STEHT ES UM IHRE VERBINDUNG ZU IHREM INNEREN? SIND DIE LEITUNGEN STÖRUNGSFREI? WANN HABEN SIE ZULETZT »MIT IHRER SEELE TELEFONIERT«?

7 WAS ESSE/TRINKE ICH?

Das Heilfasten ist zwar klar geregelt, doch nur die Basis ist Pflicht. Zusätzlich können Sie die Kür genießen, die wir in dem späteren Kapitel »Was kann ich zusätzlich tun?« beschreiben. Die Pflicht besteht aus sechs Punkten, am wichtigsten ist hier das Trinken. Wenn jemand es nicht schafft, mehr als zwei Liter am Tag zu trinken, wäre dies ein Ausschlusskriterium, dann sollte nicht gefastet werden.

ERSTE PFLICHT: TRINKEN

Drei Liter täglich sollten es sein. Ein Drittel davon in Kräuter- oder Früchteteesorten, zwei Drittel als Mineralwasser. Bitte kein Leitungswasser, da die Qualität nicht gesichert ist. Zwar ist unser Wasser in Deutschland im Prinzip gut trinkbar, doch nur wer den Weg von der Quelle bis zum Wasserhahn überprüft hat, kann wirklich sicher sein. Außerdem enthält Mineralwasser, wie das Wort schon sagt, Mineralien, die Sie jetzt brauchen. Wenn Sie einen empfindlichen Magen haben, wählen Sie lieber eine Sorte ohne zugesetzte Kohlensäure.

TIPP Die Farbe Ihres Urins verrät Ihnen, ob Sie genug getrunken haben: Ist der Urin sehr dunkel, sollten Sie mehr trinken. Idealerweise ist er von hellgelber Farbe bis farblos, ein Zeichen, dass die Nieren gut durchgespült sind.

Nicht als Mahlzeiten, aber dreimal täglich zu sich genommen werden außerdem:

Morgens: 0,1 l Obstsaft
Mittags: 0,1 l Gemüsesaft und/oder
250 bis 500 ml warme Gemüseabkochung
Abends: 0,1 l Gemüsesaft und/oder
250 bis 500 ml ml warme Gemüseabkochung
Zwischendurch eventuell: Brottrunk

Nach der 5-Elemente-Lehre der Traditionellen Chinesischen Medizin setzt der saure Geschmack Impulse für die Leber.

TIPP Wem der Trunk zu sauer ist, verdünnt ihn mit Wasser und einem Schluck Fruchtsaft. Die Firma Kanne stellt seit Jahrzehnten Brottrunk in Bioqualität her.

Zweite Pflicht: Abführen

Das sogenannte Glaubern führen Sie einmal durch, am ersten Fastentag. Das nicht resorbierbare Glaubersalz oder alternativ FX Passagesalz zieht Wasser in den Darm, und nach einer Weile kommt es zu wässrigen Durchfällen. Der gesamte Magen-Darm-Trakt wird entleert. Die Peristaltik, die rhythmischen Bewegungen der Darmmuskulatur, erlahmen nach dem Glaubern, und das Hungergefühl vermindert sich beziehungsweise wird stark eingedämmt.

Dritte Pflicht: Einlauf

Der Einlauf gehört nicht nur zu den Pflichten beim Heilfasten. Er ist auch ein einfacher, allerdings ein wenig in Vergessenheit geratener naturheilkundlicher Erste-Hilfe-Tipp bei Kopfschmerzen, Migräne, akuten Infekten wie Grippe, Erkältung, Mandelentzündung, Hautausschlag, Sonnenbrand, Verstopfung und Blähungen. Am besten Sie besorgen sich einen Reiseirrigator aus der Apotheke und folgen der Gebrauchsanweisung. Damit Sie sich darauf einstellen können, falls Sie noch nie einen Einlauf gemacht haben, beschreiben wir die Anwendung. Sie ist lange nicht so schlimm, wie viele Menschen glauben. Manche »Profis« führen Einläufe durch, wie sie beispielsweise Nasenhaare entfernen – als Teil der Körperhygiene, durchaus auch auf allen vieren in der Dusche.
Wir fangen langsam an, im Liegen. An der Klinik verwenden wir einen Flüssigkeitsbeutel für das körperwarme Wasser, er fasst 1,5 Liter, ein Darmrohr und eine Unterlage sowie etwas Vaseline als Gleitmittel für das Darmrohr.

So läuft der Einlauf:

- Nehmen Sie sich Zeit, entspannen Sie sich.
- Liegefläche (Bett, Sofa, Teppich) evtl. mit einem Handtuch abdecken.
- Beutel mit körperwarmem Wasser befüllen, Darmrohr anschließen.

- Auf die linke Seite legen, und das gut gefettete Darmrohr langsam einführen. Darauf achten, dass es nicht abknickt.
- Wasserbeutel langsam anheben. Wenn ein Druckgefühl entsteht, die Fließgeschwindigkeit reduzieren.
- Entspannen und eventuell eine leichte Bauchmassage durchführen – kreisende Bauchmassage im Uhrzeigersinn.
- Sobald die Flüssigkeit vollständig eingelaufen ist, Darmrohr entfernen. Strömt das Wasser nicht in den Darm, ist das Ende des Darmrohres möglicherweise in einer Gasblase gelandet. Dann sachte ein Stückchen vor und zurückschieben, bis es läuft.
- Pobacken zusammenkneifen, auf den Rücken legen und von dort weiter auf die rechte Seite drehen im Sinne einer Rollkur. Geübte machen eine halbe oder ganze Kerze, damit das Wasser sich noch mehr verteilt.
- Langsam aufstehen und so lange wie möglich (einige Minuten) dem Entleerungsdruck widerstehen.

Vierte Pflicht: Leberwickel

Der feuchtwarme Leberwickel unterstützt unser zentrales Stoffwechselorgan Leber bei seiner Entgiftungstätigkeit. Deshalb werden Sie diese Pflicht ab dem zweiten Fastentag täglich durchführen und die Leber bei ihren vielfältigen Aufgaben gerade während des Fastens unterstützen. Sie rackert regelrecht, reinigt sich selbst, und zwar so gründlich, dass sich sogar eine Fettleber während des Fastens regenerieren kann.

Tun Sie also Ihrer Leber etwas Gutes, idealerweise nach dem Mittagessen. Wenn Sie dabei einschlafen, ist das völlig in Ordnung und mehr als das: Sie geben Ihrem Ruhebedürfnis Raum. Sie befüllen eine Wärmflasche flach mit heißem Wasser. Dann befeuchten Sie ein Geschirrtuch mit heißem Wasser, wringen es gut aus, bis es nebelfeucht ist, legen es auf den rechten Oberbauch unter den Rippenbogen. Darauf die Wärmflasche und diese mit einem Handtuch oder einem engen T-Shirt fixieren. Ruhen Sie für 20 bis 30 Minuten. Im Liegen wird die Leber fast doppelt so gut durchblutet wie im Sitzen oder Stehen. Die feuchte Wärme dringt tiefer in das Gewebe ein, entspannt es, auch die Gallengänge, und hilft der Leber beim Entgiften.

Fünfte Pflicht: Zungenreinigung

Auch über die Schleimhaut eines Fastenden wird kräftig ausgeschieden. Und das sieht man der Zunge an, die in der Fastenzeit oft einen dicken Belag aufweist.

Die Zungenreinigung sollten Sie in Ihre tägliche Mundhygiene integrieren, am besten für immer. Empfehlenswert wäre nach dem Aufstehen: Wasser lassen, Hände waschen, Zunge reinigen. Es wäre kontraproduktiv, wenn wir die Ausscheidungsprodukte, die sich auf der Zungenschleimhaut tümmeln, schlucken würden, was zum Teil geschieht, wenn wir etwas trinken. Dann hätte sich die Schleimhaut ganz umsonst angestrengt. Aus diesem Grund entfernen Sie Zungenbeläge, bevor Sie etwas trinken. Das ist sehr einfach durchzuführen mit einem Teelöffel. Es gibt auch spezielle

Zungenschaber aus Kunststoff oder Edelstahl und sogar Zahnbürsten mit einer Seite für die Zunge. Behandeln Sie die Zunge vorsichtig, verwenden Sie nicht zu viel Druck, ziehen Sie die Beläge sanft von hinten nach vorne ab.
Während des Fastens möchten Sie vielleicht etwas trinken, ehe Sie mit Ihrer Morgentoilette fortfahren, denn die kann mit den Kür-Anwendungen ja noch etwas länger dauern. Nasendusche oder Ölziehen wie im Kapitel »Was kann ich zusätzlich tun?« beschrieben, sind zwar keine Pflichten, dennoch sehr zu empfehlen.

SECHSTE PFLICHT: BEWEGUNG

Wer fastet, darf auch rasten, aber ein bisschen Bewegung ist Pflicht, mindestens eine halbe Stunde täglich, idealerweise an der frischen Luft und gleichmäßig. Der Ehrgeiz, möglichst schnell Leistungsspitzen zu erreichen, ist beim Fasten fehl am Platz. Besser sind Ausdauersportarten in moderatem Tempo. Walken, Radfahren, Gymnastik, Wandern. Die körperliche Bewegung während des Fastens hat zahlreiche positive Wirkungen:

- Sie verbessert die Durchblutung, wodurch ein Weitertransport der Stoffwechselendprodukte aus dem Körper heraus und eine höhere Wärmeproduktion erreicht werden.

- Sie verbessert die Muskulatur, da die Fließeigenschaft des Blutes verbessert wird. Sauerstoff und Nährstoffe gelangen optimaler in die Körper-, auch in die Muskelzellen.

- Bei der Atmung wird die Sauerstoffaufnahme erhöht und die Abatmung von Säuren gesteigert.

- Der Stoffwechsel intensiviert sich, verschiedene Körperprozesse und auch der Fettabbau werden angeregt.

- Hoher Blutdruck wird gesenkt.

- Der Kreislauf wird stabilisiert durch die Aktivierung der Muskelpumpen, die wiederum den Lymphfluss verbessern.

TIPP Wer aus gesundheitlichen Gründen keine 30 Minuten Bewegung am Stück schafft, kann auch stückeln und dreimal täglich 10 Minuten aktiv werden.

Hier noch einmal die Pflicht auf einen Blick, die Sie locker meistern werden. Sie haben während des Heilfastens ja auch mehr Zeit als sonst – Sie sparen Mahlzeiten ein und können sich vermehrt seelischen und körperlichen »Leckerbissen« widmen.

- Trinken
- Einlauf
- Abführen
- Leberwickel
- Zungenreinigung
- Bewegung

REZEPTE FÜR IHRE FASTENVERPFLEGUNG

Keine Sorge! Sie müssen nicht an den Herd. Wenn Sie keine Lust haben, die Gemüseabkochungen für Ihre Fastentage selbst herzustellen, können Sie diese auch kaufen in Form von Gemüsesäften, die Sie nach Bedarf mit heißem Wasser verdünnen. Achten Sie aber darauf, dass die Säfte nicht gesalzen sind. Und natürlich biologisch. In der Fastenzeit ist das Beste gerade gut genug.

Sollten Sie einen empfindlichen Magen haben, bereiten Sie sich am besten einen Hafer-Gerste-Schleim zu, was flugs zu bewerkstelligen ist. Nehmen Sie dann morgens Schleim, mittags Gemüsebrühe, abends wieder Schleim zu sich.

Manchen Menschen macht es Freude, ihre Gemüseabkochungen am jeweiligen Fastentag frisch herzustellen. Andere Heilfaster können sich nicht vorstellen, während des Fastens zu kochen, und sie stellen die Gemüseabkochungen im Zuge der Vorbereitungen auf die Fastenzeit her und frieren sie dann portionsweise ein. Oder nehmen mit heißem Wasser verdünnten Gemüsesaft zu sich.

Die folgenden Gemüseabkochungen sind Fastenrezepte, das heißt wenig geschmacksintensive, reizarme Lebensmittel, basische Flüssigspeisen, die dem fastenden Organismus guttun. Da kein Salz zugegeben wird, entsprechen die drei Gemüsebrühen geschmacklich nicht der üblichen Vorstellung einer Brühe. Deshalb nennen wir diese Zubereitungen in der Klinik Gemüsewasser, im Sinne eines Dekoktes, also einer Abkochung. Das bedeutet, die wertgebenden wasserlöslichen Inhaltsstoffe gehen durch den Prozess des Kochens in das Kochwasser über. Das Gemüse

»laugt« also aus, demzufolge entsteht eine Gemüselauge. Eine Lauge ist sehr basisch, mineralisiert und vitalisiert den Körper, was insbesondere beim Fasten zuträglich ist. Sollten Sie keine Lust auf die Zubereitung haben, verdünnen Sie einfach gekauften Gemüsesaft mit heißem Wasser und stellen auf diese Art Ihr warmes Gemüsewasser her.

Wir reichen unseren Patienten zu jeder Fastengemüsewasser-Verkostung 0,1 Liter Obst- oder Gemüsesaft für ein wenn auch kleines Geschmackserleben. Ideal ist milchsauer vergorener Gemüsesaft – achten Sie bei der Auswahl auch darauf, dass möglichst wenig Salz zugesetzt wurde, oder stellen Sie den Saft selbst frisch her: geschmacklich die lohnendste Variante.
Manche löffeln den Saft nach der Gemüseabkochung genießerisch, andere kippen ihn in die Abkochung hinein. Dieses Extra ist keine Pflicht, sondern ein Kann. Sie können das Säftchen auch weglassen.

Bitte verwenden Sie kontrolliert biologisch angebaute Zutaten für Ihre Fastenverpflegung. Die folgenden Rezepte für die Gemüseabkochung bilden sozusagen die Basis, aus der Sie während des Fastens dann je nach Gusto und Maßangabe schöpfen.

Gemüseabkochung 1

- 1 Liter Wasser
- 1 Rote Bete
- 1 Tomate
- 1 Karotte
- 1 Teelöffel Schwarzkümmelsamen
- 1 Lorbeerblatt,
- 1 Wacholderbeere,
- 1 Nelke
- 1 Teelöffel Kurkuma

Wasser im Topf mit Deckel zum Kochen bringen. Gemüse waschen (Tomate) bzw. mit einer Gemüsebürste säubern. Zerkleinern und ins erhitzte Wasser geben. Den Schwarzkümmel und die Gewürze dazugeben. 20–30 Minuten auf kleiner Flamme zugedeckt köcheln lassen. Dann die Brühe durch ein feines Sieb abgießen. Die festen Zutaten entfernen.

Gemüseabkochung 2

- 1 Liter Wasser
- 1 handelsübliche Einheit Suppengemüse inkl. Sellerie, Lauch, Möhre usw.
- 5 Walnüsse
- 1 Lorbeerblatt,
- 1 Messerspitze Safran,
- 1 Nelke

Wasser im Topf mit Deckel zum Kochen bringen. Gemüse putzen und klein schneiden, ins erhitzte Wasser geben. Die Nüsse und die Gewürze im Ganzen mit dazugeben. Eine gute halbe Stunde auf kleiner Flamme köcheln lassen. Die Brühe durch ein Sieb abgießen; die festen Bestandteile entfernen.

Gemüseabkochung 3

1 LITER WASSER
1 KLEINE FENCHELKNOLLE
1 STANGE STAUDENSELLERIE
1 KARTOFFEL ODER
2 KNOLLEN TOPINAMBUR
ODER 1/3 SÜSSKARTOFFEL
½ BUND PETERSILIE
1 KLEINES STÜCK INGWER
(10 GRAMM)

Kartoffel und Ingwer schrubben und klein schneiden, mit dem Wasser zum Kochen bringen. Gemüse putzen und zerkleinern. Zum heißen Wasser dazugeben. Die Petersilie waschen, grob zerkleinern und auch hinzufügen (Stiele bleiben dran). Mit Deckel ein halbes Stündchen auf kleiner Flamme köcheln lassen. Durch ein Sieb abgießen. Die festen Bestandteile entfernen.

Hafer-Gerste-Leinsamen-Schleim

2 Portionen

3 Esslöffel Hafer- und/oder Gerstenflocken
2 Teelöffel Leinsamen (ganz)
500 ml Wasser

Optional:
1 Teelöffel Hefeflocken

Das Wasser mit den Flocken und Leinsamen zugedeckt aufkochen und ca. 10 Minuten auf kleiner Flamme köcheln lassen. Ggf. noch Wasser hinzufügen. Absieben (Leinsaatkernchen werden entfernt) und lauwarm einnehmen. Kann in einem Thermobehälter warm gehalten werden, wenn die andere Portion am selben Tag konsumiert wird. Sonst für 1–2 Tage kühl aufbewahren und schonend erwärmen.

Tipp Es gibt Leinsamen in Portionen wie Teebeutel abgepackt zu kaufen. Nach Packungsangabe zubereitet, erhalten Sie einen dünnen wirkungsvollen Leinsamenschleim zur Magenschleimhautpflege.

Reisschleim

2 Portionen

2 ESSLÖFFEL REIS (BASMATI)
CA. 500 ML WASSER

OPTIONAL:
1 PRISE KURKUMA ODER/UND
VANILLE ODER/UND ZIMT

Den Reis in kaltem Wasser bei geschlossenem Deckel zum Köcheln bringen und bei schwacher Hitze ca. 45 Minuten garen. Pürieren und warm löffeln.

TIPP Wenn Sie wenig Zeit haben: Reisschmelzflocken in heißes Wasser einrühren, ein paar Minuten einweichen, umrühren, einnehmen. Dinkel- oder Hafer-Schmelzflocken zeichnen sich durch gute Bekömmlichkeit aus.

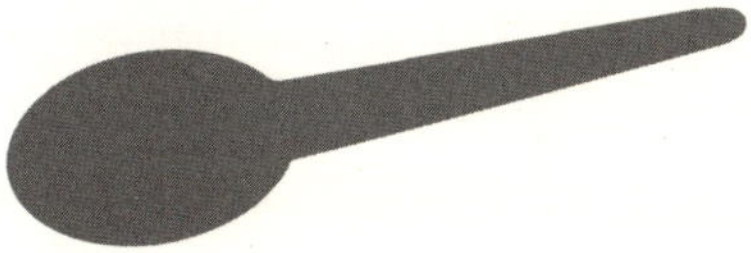

8 Wie mache ich's: Der achttägige Fastenzyklus

Sie sind nun bestens vorbereitet auf Ihre folgende Fastenzeit, sozusagen fastenfit. Wenn Sie während des Fastens berufstätig sind, starten Sie am besten an einem Freitag. Wir wünschen Ihnen alles Gute für Ihr Abenteuer Fasten.

Der Entlastungstag

Was geschieht heute?
An diesem Tag bereiten Sie sich auf die Umstellung vor. Seelisch stimmen Sie sich auf das vor Ihnen Liegende ein, und körperlich entlasten Sie Ihre Verdauungsorgane, der Stoffwechsel schaltet sanft um. Sie nehmen nur sehr wenig Eiweiß zu sich und verzichten auf Salzen und Süßen, Braten und Backen. Die empfohlenen ballaststoffreichen Nahrungsmittel Reis, Obst, Gemüse intensivieren und beschleunigen den Transport und die Ausscheidung des Darminhalts. Zudem wirken sie entwässernd und verstärken dadurch die Ausscheidung von Stoffwechselprodukten, die der Körper nicht weiter verwerten kann.

Der Entlastungstag dient auch als Vorbereitung auf das Glaubern, das Abführen am nächsten Tag. Nicht nur der Darm wird heute eingestimmt, der ganze Mensch schwingt sich ein auf die Fastenzeit.

TIPP Aufgrund der entwässernden Wirkung des Entlastungstages kann es zu Kopfschmerzen und Schwindel kommen. Trinken Sie ein Extraglas Wasser, meistens bessern sich die Beschwerden dann.

Pflicht

Fällt heute aus.

Trinken

Trinken Sie über den Tag verteilt 3 Liter Flüssigkeit, idealerweise ein Drittel ungesüßten Tee, zwei Drittel Mineralwasser.

Essen

Essen Sie Obst und/oder Reis. Bewährt haben sich ein reiner Reis- oder Obsttag oder eine Kombination aus beidem. Wenn es draußen kühl ist, bevorzugen die meisten Menschen die Reisvariante, im Sommer wird lieber zu Obst griffen, vorausgesetzt, der Fruchtzucker und die Fruchtsäuren werden gut vertragen. Magen- und darmempfindliche Menschen sollten Reis den Vorrang geben.

Variante Obst

Sie nehmen über den Tag verteilt – bis zu 1,5 kg Obst zu sich. Achten Sie auf Abwechslung. Am besten wählen Sie frische, saisonale reife Früchte, die Sie roh oder auch gedünstet verzehren können.

Variante Reis
Bei dieser neutraleren Entlastung nehmen Sie dreimal täglich bis 80 g (Rohgewicht) Naturreis zu sich. Den gekochten Reis können Sie mit Obst und/oder Gemüse, in der Menge einer Beilagenportion »strecken«. Bewährt hat sich morgens ein gedünsteter Apfel zum Reis, mittags und abends ein bis zwei gedünstete Tomate(n), eine Zucchini oder etwas Broccoli, abgerundet mit gehackten Kräutern – ganz nach Ihrem Geschmack.

KÖRPER

Vielleicht fühlen Sie sich jetzt schon erleichtert, das steckt im Wort Entlastungstag. Die leichtverdauliche Kost schenkt ein unbeschwertes Körpergefühl.

TIPP Wenn Sie das Trinken manchmal vergessen haben und Ihr Tee in der Tasse nur noch lauwarm ist – vielleicht nutzen Sie dies zu einem entgiftenden Fußbad. Da in jedem hochwertigen Kräutertee sekundäre Pflanzenstoffe und Mineralien enthalten sind, führt er als »Badezusatz« auch zu einer gewissen Entgiftung und Entsäuerung der Haut.

PSYCHE

Neugier! Freude! Ein bisschen Aufbruchsstimmung – so empfinden es die meisten Menschen; übrigens nicht nur Neulinge, sondern auch erfahrene Faster. Jedes Fasten ist eine Herausforderung. Man ist als »Profi« zwar mit den Abläufen vertraut – doch wie wird es diesmal sein? Fasten ist immer ein kleines Abenteuer, dem man am besten mit Offenheit und Zuversicht begegnet.

KÜR

Gönnen Sie sich Gutes. Vielleicht mit einem Saunabesuch, lassen Sie sich massieren oder genießen Sie einen Spaziergang in schöner Umgebung. Auch eine Trockenbürstenselbstmassage kann guttun. Tun Sie, wonach Ihnen ist, auch kulturell – wie wär's mit Theater, Kino, Konzert? Wie auch immer Sie sich auf die folgenden Tage einstimmen: Lassen Sie es sich gutgehen!

ACHTSAME SELBSTFÜRSORGE

Eine spannende Zeit liegt vor mir. Ich vertraue mir und meinem Körper, dass wir das gut meistern, und bin neugierig, was jetzt geschieht. Wenn ich mal durchhänge, werde ich mir das nicht übelnehmen. Ich muss nicht perfekt sein. Alles, was ich brauche, ist da. Und mehr als das. Ich habe Zeit, mich ganz auf mich zu konzentrieren. Mein Körper ist durch die Evolution mit Fasten vertraut, tief abgespeichert kennt er die Abläufe und wird mich gut durch diese Zeit führen. Wir schaffen das.

FRAGEN FÜR DAS FASTENTAGEBUCH

WIE BIN ICH EINGESTIMMT?
WELCHE ERWARTUNGEN HABE ICH AN DAS FASTEN?
WELCHE BEFÜRCHTUNGEN?
WENN ES BEREITS VORÜBER WÄRE – WIE WÜNSCHE ICH MIR, DASS ICH MICH DANN FÜHLE?

Der erste Fastentag

Was geschieht heute?

Jetzt wird's ernst. Und damit es doch nicht ganz ernst wird, entleeren Sie Ihren Darm gründlich. Damit signalisieren Sie Ihrem Körper, dass er nun von Aufnahme auf Ausscheidung umschalten darf. Er wird sich nun nicht mehr von außen ernähren, sondern von innen. Alles Überflüssige und Belastende wird losgelassen. Sobald der Darm leer ist, werden Sie keinen Hunger mehr verspüren. Trinken Sie viel, damit auch Ihre Nieren gut ausscheiden können, mit Verdünnung machen Sie es ihnen leichter.

Pflicht

Im Laufe des Vormittags entleeren Sie Ihren Darm mit Hilfe von Glaubersalz oder FX Passagesalz, das Sie in der Apotheke oder im Drogeriemarkt besorgt haben.

Tipp Frauen, die mit der Pille verhüten, sollten sie drei Stunden davor einnehmen, da das Glaubersalz zu einer vorzeitigen Magenentleerung führen kann. Bei Einläufen ist eine veränderte Pilleneinnahme nicht erforderlich, da der Magen hier nicht involviert ist.

Wie viel Glaubersalz?

Sie benötigen ein halbes Gramm pro Kilogramm Körpergewicht. Rechenhilfe: Teilen Sie Ihr Gewicht durch zwei. Nehmen Sie allerdings nicht mehr als 40 g Salz und nicht weniger als 20 g.

Lösen Sie das Salz in einem gefüllten Halblitergefäß in Wasser. Trinken Sie vor dem Glaubern ein wenig warmen Kräutertee, um den Magen vorzubereiten. Und dann: runter damit. Es ist nicht empfehlenswert, das Glaubern wie eine Weinverkostung anzugehen. Länger als zehn Minuten sollten Sie keinesfalls benötigen. Besser zehn Sekunden – sprich: so schnell wie möglich, dann haben Sie es hinter sich. Bleiben Sie beim Trinken stehen und setzen Sie sich unmittelbar danach auch nicht.

Tipp Nach dem Glaubern an einem Zitronenschnitz lutschen kann das Geschmackserlebnis ein wenig neutralisieren.

Die Wirkung des Abführsalzes setzt bei einigen nach einer halben Stunde ein, bei anderen dauert es manchmal stundenlang, so unterschiedlich reagiert der Verdauungstrakt, der Stoffwechsel.

So können Sie die Wirkung des Glaubersalzes unterstützen:

- Sanfte Darmmassage mit der flachen Hand im Uhrzeigersinn.
- Flüssigkeit mit gezielten Bewegungen im Körper verteilen: Im Stehen führen Sie Ihren linken Ellenbogen zum rechten Knie, wozu Sie das rechte Bein anwinkeln, dann wechseln Sie die Seiten. Danach: Stehend beugen Sie sich wie ein Baum im Wind nach links und nach rechts und drehen den Oberkörper einige Male in beide Richtungen.

Wie oft Sie nach dem Glaubern zur Toilette müssen, ist nicht vorhersagbar. Rechnen Sie mit mindestens drei Mal, deutlich öfter ist auch »normal«.

Tipp: Afterpflege Sollte sich durch die vermehrten Toilettenbesuche ein Wundheitsgefühl am Darmausgang einstellen, können Sie mit einer Heilsalbe pflegen.

Trinken

Morgens:	0,1 l Obstsaft
Mittags:	0,1 l Gemüsesaft und/oder 250–500 ml warme Gemüseabkochung, 1 bis 2 Teller
Abends:	0,1 l Gemüsesaft und/oder 250–500 ml warme Gemüseabkochung, 1 bis 2 Teller

Trinken Sie über den Tag verteilt 3 Liter Flüssigkeit, idealerweise ein Drittel ungesüßten Tee, zwei Drittel Mineralwasser.

TIPP Trinken Sie den ersten Liter bis 11 Uhr, den zweiten bis 15 Uhr und den dritten Liter bis 19 Uhr – für eine ungestörte Nachtruhe.

EXTRA

Zwischendurch als Geschmackserfrischung: Bis zu einer halben Zitrone pro Tag, als Schnitz auslutschen. Nicht kauen! Kauen regt die Magensäureproduktion an. Der Körper erwartet dann eine Mahlzeit, Hunger könnte auftreten.

Sie können auch ein wenig Zitronensaft in Ihren Tee oder Ihr Wasser träufeln. Oder »prassen« und ein ganzes Scheibchen in eine Karaffe oder Teekanne geben. Die Fruchtsäure stimuliert Herz und Leber, Sie nehmen zudem etwas Vitamin C auf, und wenn es mal hart auf hart kommt, macht sauer lustig.

Und noch ein Zuckerl: 3 Teelöffel Honig pro Tag sind erlaubt und empfehlenswert. Der Honig wirkt sich positiv auf den Kreislauf aus, wenn man einmal schwächelt, und verringert den Eiweißabbau. Den Honig stark verdünnen, zum Beispiel 1 Teelöffel für eine Kanne Tee.

KÖRPER

Sobald der Darm nach der Darmentleerung keine Speisereste mehr enthält, erfolgt die Umschaltung des Stoffwechsels auf innere Ernährung. Das heißt, der Körper versorgt sich zunächst mit seinen Kohlenhydratreserven – etwa einen Tag lang –, danach greift er auf Eiweiß- und dann auf Fettreserven zurück. Eine leichte Übelkeit kann auftreten.

TIPP Gegen Übelkeit hilft Ingwertee: Ein zwei Zentimeter langes Stück Ingwer schälen, zerkleinern und mit kochendem Wasser aufgießen, einige Minuten ziehen lassen, abseihen, trinken.

Achtsame Selbstfürsorge

Nicht nur funktionieren, nicht nur für andere da sein. Aufmerksamkeit auf die eigenen Bedürfnisse lenken. Nur wenn ich gut für mich sorge, kann ich auch für andere sorgen. Selbstfürsorge: freundlicher Umgang mit sich selbst. Sind die Füße schön warm? Habe ich genug getrunken? Wonach steht mir der Sinn jetzt? Vielleicht eine Tasse meines Lieblingstees? Ein wenig ruhen? Was brauche ich? Ich horche auf meine innere Stimme und folge ihr.

Fragen für das Fastentagebuch

- WIE IST ES MIR HEUTE ERGANGEN?
- WIE HABE ICH MICH GEFÜHLT?
- SIND IRGENDWELCHE GEDANKEN AUFGETAUCHT?
- WAS HABE ICH HEUTE SCHÖNES ERLEBT?
- WOFÜR KANN ICH DANKBAR SEIN?

Der zweite Fastentag

Was geschieht heute?
Sie haben sich nun umgestellt von Aufnahme zu Ausscheidung. Mehr und mehr fokussieren Sie sich auf Reinigung, Loslassen, Abgeben, Leichterwerden – und das geschieht in vielen Prozessen ständig in Ihrem gesamten Körper. Während Sie ruhen, arbeitet Ihr Körper intensiv und scheidet über Haut, Schleimhäute, Zunge, Darm, Nieren, Leber, Lunge aus. Und das merken Sie vielleicht. Womöglich riechen Sie es auch. Der Geruch der Haut kann sich verändern, die Zunge ist eventuell stark belegt, Mundgeruch kann sich einstellen, Bauchgrummeln und Blähungen können auftreten. So fleißig ist Ihr Körper. Unterstützen Sie ihn, indem Sie sich nicht zu viel zumuten. Ziehen Sie sich öfter zurück, ruhen Sie und gönnen Sie sich die eine oder andere Verwöhnanwendung aus dem Kapitel »Was kann ich zusätzlich tun?«. Doch zuerst einmal zur Pflicht, die kein Kann, sondern ein Fasten-Muss ist.

Pflicht

Zungenreinigung
Leberwickel
½ Stunde Bewegung, idealerweise an der frischen Luft

Trinken

Morgens:	0,1 l Obstsaft
Mittags:	0,1 l Gemüsesaft und/oder 250–500 ml warme Gemüseabkochung, 1 bis 2 Teller

Abends:	0,1 l Gemüsesaft und/oder 250–500 ml warme Gemüseabkochung, 1 bis 2 Teller

Trinken Sie über den Tag verteilt 3 Liter Flüssigkeit, idealerweise ein Drittel ungesüßten Tee, zwei Drittel Mineralwasser

Die Brennnessel ist eine hervorragende Entgiftungsunterstützerin. Sie regt die Nieren an, versorgt sie gleichzeitig mit Mineralstoffen und verbessert die Blutbildung. So, wie diese Pflanze bevorzugt auf ausgelaugten, nitratreichen Böden wächst, so ist sie auch für uns geeignet, wenn wir uns ausgelaugt fühlen und neue Energie aufbauen wollen. Da der Brennnesselgeschmack nicht jedermanns Sache ist, kann man ihn verändern mit Pfefferminzblättern oder Zitronenmelisse, auch Fenchel und Anis eignen sich.
Beim Fasten empfiehlt sich das Extra: etwas Zitronensaft. Sie müssen übrigens nicht auf Brennnesseltee zurückgreifen: Zupfen Sie einige Blätter von einer jungen Pflanze in guter Umgebung und überbrühen Sie sie mit heißem Wasser, einige Minuten ziehen lassen, und fertig ist ihr Entgiftungsgetränk.

Extra

Bis zu einer halben Zitrone pro Tag, als Schnitz auslutschen.
Sie können auch ein wenig Zitronensaft in Ihren Tee oder Ihr Wasser träufeln. Oder ein ganzes Scheibchen in eine Karaffe oder Teekanne geben.
3 Teelöffel Honig pro Tag sind außerdem erlaubt und sinnvoll.

Körper

Ein Gefühl der Schwäche kann sich einstellen. Meistens aber nur kurzfristig.

Eine Tasse Rosmarintee entfaltet hier oft eine belebende Wirkung. Eine Ohrmassage und Bewegung sind ebenfalls hilfreich.

Psyche

Am zweiten Tag kann es schon mal zu kleineren Turbulenzen kommen nach dem Motto: Auf was habe ich mich da bloß eingelassen! Unsicherheiten können auftauchen: Bin ich mental stark genug für die folgenden Tage? Erinnern Sie sich an Ihre Motivation für das Fasten. Führen Sie ein positives Selbstgespräch mit sich selbst.

Selbstmitgefühlmeditation

Nehmen Sie eine angenehme und zugleich würdevolle Haltung ein. Schließen Sie die Augen oder schauen mit einem leeren Blick nach außen und einem vollen Blick nach innen. Atmen Sie ruhig. Legen Sie eine oder beide Hände auf die Herzgegend. Geben Sie sich einen Moment Zeit, um wirklich in dieser Position anzukommen. Die innere Haltung ist dabei wichtiger als die äußere. Ihr Atem kommt und geht so, wie er kommen und gehen möchte. Lassen Sie ein kleines inneres Lächeln entstehen, indem Sie Ihren Blick von der Nasenspitze weg zu beiden Ohren lenken. Von diesem feinen Lächeln getragen, sagen Sie sich selbst nun etwas, das Sie stärkt, nährt, beruhigt. Ideal sind Sätze nach Art der irischen Segenswünsche in der Wunschform. »Möge ich mich wohl fühlen/möge ich Unterstützung erfahren/möge ich lernen, mich selbst zu unterstützen.« Lassen Sie Ihren guten Wunsch für sich selbst tief einwirken, indem Sie ihn mehrere Male wiederholen. Beenden Sie die Übung mit drei tiefen Atemzügen.

KÜR

Ingwer-Nieren-Auflage
Trockenbürstenselbstmassage und/oder Ohrmassage, Fußmassage

ACHTSAME SELBSTFÜRSORGE

Auch wenn ich heute vielleicht durch manches Tal gewandert bin – ich weiß, dass meine Entscheidung die richtige ist. Und ich kann mir Kraft holen aus anderen gemeisterten Situationen in meiner Vergangenheit. Hin und wieder in meinem Leben war ich in einer schwierigen Lage, die ich gut gelöst habe. Ich trage viele Ressourcen in mir. Und so, wie mein Körper nun arbeitet und vieles Versteckte entdeckt und ausscheidet, so entdecke ich meine Kräfte und nutze sie für mich.

FRAGEN FÜR DAS FASTENTAGEBUCH

WAS STEHT HEUTE FÜR MICH IM VORDERGRUND?
WAS GIBT ES ZU ENTDECKEN?

Der dritte Fastentag

Was geschieht heute?

Jetzt sind Sie richtig im Fasten angekommen. Doch von Routine zu sprechen wäre falsch. Jeder Fastentag ist anders, und selbst erfahrene Faster sind oft überrascht, dass noch immer etwas Neues geschieht. Vergegenwärtigen Sie sich, dass durch die Prozesse in Ihrem Inneren auch Ihre Stimmungen beeinflusst werden, und folgen Sie Ihren Impulsen nach Ruhe und Zurückgezogenheit. Fasten heißt nicht Funktionieren, sondern Loslassen – und dabei wird dem Dickdarm heute mittels Einlauf die Ausscheidung leichtgemacht.

Pflicht

Zungenreinigung
Einlauf
Leberwickel
½ Stunde Bewegung, idealerweise an der frischen Luft

Ein beliebter Ausspruch in unseren Fastengruppen lautet am dritten Tag: Heute kein Auflauf – sondern Einlauf. Irgendein Teilnehmer, eine Teilnehmerin erfindet dieses Witzchen immer wieder neu. Ja, jetzt ist es so weit, auch für Sie: Der erste von drei Einläufen steht an. Der Einlauf ist eine einfache und unkomplizierte Methode, um »Zellschrott«, wie manche Stoffwechselbiologen Abfallprodukte auch nennen, loszuwerden.

Manchen Menschen ist die Vorstellung eines Einlaufs sehr unangenehm. Aber wenn man ihn selbst einmal oder öfter praktiziert hat, stellt man fest, dass er sehr einfach zu bewerkstelligen ist.

Seine positiven Auswirkungen reichen weit über die Reinigung während des Fastens hinaus. So kann man zum Beispiel bei einem Unwohlsein dem Körper auf die Beine helfen mit dem Verzicht auf das Abendessen, einem Einlauf und Ruhe. Einlauf klingt überwiegend nach Medizin, Krankenhaus – nicht nach natürlicher Selbsthilfe. Aber das ist er. Auch in der Klinik führen unsere Patienten den Einlauf selbst durch, außer sie sind in ihrer Mobilität so eingeschränkt, dass sie dazu nicht imstande sind. Am besten Sie betrachten den Einlauf nicht als Muss, sondern als Darf. Eine Pflicht, die als Kür zelebriert wird, ist keine mehr! Wie der Einlauf abläuft, können Sie im Kapitel »Wie mache ich's« nachlesen.

Trinken

Morgens: 0,1 l Obstsaft
Mittags: 0,1 l Gemüsesaft und/oder 250–500 ml warme Gemüseabkochung, 1 bis 2 Teller
Abends: 0,1 l Gemüsesaft und/oder 250–500 ml warme Gemüseabkochung, 1 bis 2 Teller

Trinken Sie über den Tag verteilt 3 Liter Flüssigkeit, idealerweise ein Drittel Tee, zwei Drittel Mineralwasser.

Extra

½ Zitrone
3 Teelöffel Honig
Brottrunk

KÖRPER

Eventuelle Schwächegefühle, die ja nicht bei jedem Faster, bei jeder Fasterin auftreten, sind nun in der Regel verschwunden. Das Körpergefühl ist gut, stabil, vielleicht sogar besonders leistungsfähig, was die Konzentrationsfähigkeit betrifft. Viele Heilfasterinnen und Heilfaster sprechen von einer neuen Klarheit, die sie nicht nur seelisch empfinden, sondern auch körperlich wahrnehmen. Kein Wunder, es wurde ja schon viel »Zellschrott« entsorgt. Manche Fastende fühlen sich jedoch auch oder erst am dritten Tag nicht so wohl. Sollten Sie dazugehören, ist das nicht schlimm, Sie sind nirgends durchgefallen, es gibt ja auch kein Ziel zu erreichen. Nehmen Sie an, was Ihr Körper Ihnen präsentiert, der noch immer stark beschäftigt ist mit den Entgiftungsvorgängen. Man sollte ihm keinen Stress machen, sondern ihn in Ruhe arbeiten lassen. Er weiß, wie es geht. Und wenn Sie ihn unterstützen wollen: Gönnen Sie ihm einfach Ruhe.

TIPP Bei Kreislaufschwäche in Schwung kommen durch kräftiges Drücken oder Rubbeln des Kreislaufpunktes zwischen Oberlippe und Nase.

PSYCHE

Staunen, was möglich ist. Impulsen nachgeben. Zu einem Kreuzworträtsel greifen, obwohl man so was doch eigentlich nie macht. Dem Bedürfnis nachgeben, einen Brief zu schreiben an einen lieben Menschen, vielleicht hat man seit langem keinen Kontakt mehr, und jetzt ist er aufgetaucht, wie so vieles auftaucht beim Fasten. Lassen Sie es zu. Wenn nicht jetzt – wann dann?

Kür

Wie wäre es mit dem Besuch einer Biosauna, einer Lymphdrainage oder Sportmassage? Trockenbürstenselbstmassage?

Achtsame Selbstfürsorge

Habe ich mich ausreichend bewegt und mir genug Ruhe gegönnt? Welche Kontakte, Gespräche taten heute gut? Mit wem würde ich mich gerne mal wieder austauschen?

Fragen für das Fastentagebuch

WAS IST HEUTE NEU FÜR MICH?
WORAN KANN ICH MICH ERFREUEN?
WAS MACHT MIR ZU SCHAFFEN?

Der vierte Fastentag

Was geschieht heute?

Der gesamte Organismus befindet sich im Fastenmodus. Es wird leichter. Die Fastenroutine ist bereits gut bekannt, und der Nutzen des Heilfastens wird immer deutlicher. Bei kleinen Unpässlichkeiten wissen Sie, wie Sie mit Mitteln der natürlichen Selbsthilfe aktiv gegensteuern können.

Pflicht

Zungenreinigung
Einlauf
½ Stunde Bewegung, idealerweise an der frischen Luft
Leberwickel

TIPP Die Leberwickel-Wärmflasche kann gern Gesellschaft bekommen durch eine zweite, die Sie an den Füßen plazieren. Wer zu kalten Füßen neigt, dem wird es so schön warm.

Trinken

Morgens:	0,1 l Obstsaft
Mittags:	0,1 l Gemüsesaft und/oder 250–500 ml warme Gemüseabkochung, 1 bis 2 Teller
Abends:	0,1 l Gemüsesaft und/oder 250–500 ml warme Gemüseabkochung, 1 bis 2 Teller

Trinken Sie über den Tag verteilt 3 Liter Flüssigkeit, idealerweise ein Drittel Tee, zwei Drittel Mineralwasser

Extra

½ Zitrone
3 Teelöffel Honig
Brottrunk

Körper

Die positiven Auswirkungen des Heilfastens werden immer deutlicher. Die Gelenke sind beweglicher. Ein Gefühl von Leichtigkeit stellt sich ein.

Psyche

Die Zuversicht steigt kontinuierlich an, ein Überschäumen der Emotionen kann vorkommen. Gleichzeitig breiten sich bei zirka 80 Prozent der Fastenden Gelassenheitsgefühle und innere Ruhe aus.

Kür

Lavendel-Herz-Auflage
Trockenbürstenselbstmassage

Achtsame Selbstfürsorge

Was tut mir gut, was brauche ich heute? Welche Wünsche, Träume, inneren Bilder tauchen auf?

Fragen für das Fastentagebuch

WIE SIEHT MEIN SELBSTMANAGEMENT AUS?
TUE ICH DIE DINGE GERN, DIE MEINEM KÖRPER HELFEN?
WIE FÜHLT SICH DAS FASTEN HEUTE AN?
FÄLLT ES MIR LEICHT, WEITERZUMACHEN?

?

Der fünfte Fastentag

Was geschieht heute?
Der letzte Fastentag. Souveräne Fastenroutine stellt sich ein.

Pflicht

Zungenreinigung
Einlauf
Leberwickel
½ Stunde Bewegung, idealerweise an der frischen Luft

Trinken

Morgens:	0,1 l Obstsaft
Mittags:	0,1 l Gemüsesaft und/oder
	250–500 ml warme Gemüseabkochung,
	1 bis 2 Teller
Abends:	0,1 l Gemüsesaft und/oder
	250–500 ml warme Gemüseabkochung

Trinken Sie über den Tag verteilt 3 Liter Flüssigkeit, idealerweise ein Drittel Tee, zwei Drittel Mineralwasser.

Extra

½ Zitrone
3 Teelöffel Honig
Brottrunk

Körper

Die Beweglichkeit hat sich spürbar verbessert. Blutdruck, Blutzucker- und Blutfettwerte haben sich normalisiert, das Gewicht hat sich reduziert, während die körperliche Leichtigkeit und Geschmeidigkeit zugenommen haben.

Psyche

Sie haben es so gut wie geschafft. Das gibt enormen Auftrieb. Erfolgserlebnisse sind ein wichtiger Faktor bei der Stressbewältigung. Sie haben geistige und emotionale Klarheit gewonnen, möchten vielleicht gar nicht, dass das Fasten schon vorbei sein soll. Gleichzeitig kann es zu emotionalen Überreaktionen kommen. Aber auch am fünften Fastentag ist man nicht vor einer Fastenflaute gefeit.

Kür

Entspannungsübungen, Trockenbürstenselbstmassage, schöne Naturerlebnisse oder eine sanfte Massage stabilisieren und werden gerade an diesen Tagen als besonders intensiv empfunden.

Achtsame Selbstfürsorge

Ich darf stolz auf mich sein, dass ich es (fast) geschafft habe. Ich darf mich loben. Gut gemacht! Wie kann ich heute und in der nächsten Zeit liebevoll für mich sorgen? Welche Möglichkeiten sehe ich dafür konkret? Was wäre ein erster Schritt?

Fragen für das Fastentagebuch

WIE BIN ICH IM GANZEN GESTIMMT?
WIE GEHT ES MIR KÖRPERLICH?
WELCHE ERFAHRUNG IST MIR BESONDERS WICHTIG?
WAS MÖCHTE ICH MIR FÜR DIE ZUKUNFT UNBEDINGT MERKEN, WAS MÖCHTE ICH VERINNERLICHEN?

Fastenbrechen: Der erste Aufbautag

Was geschieht heute?

Zum Ende des Fastens muss der Körper vom Fasten auf Essen zurückschalten und wieder Verdauungssäfte produzieren. Für dieses Umschalten auf Ernährung benötigt er Zeit. Und auch Geist und Seele brauchen Zeit, sich auf Aufnahme und allmähliche Aktivität, auf den Alltag einzustellen. Gönnen Sie sich diese Zeit. Seien Sie behutsam im Übergang vom Fasten zum Essen. Denken Sie zurück an das Geschehene, genießen Sie diese Schwelle, an der Sie stehen – und führen Sie sich Ihren persönlichen Gewinn der Fastenzeit vor Augen. Und richten Sie den Blick auch einmal in die nahe Zukunft. Gibt es Vorsätze, die Sie gern in die Tat umsetzen möchten?

Regeln für die Aufbautage

- Langsames und gründliches Kauen der Speisen
  Durch Kaubewegungen werden der Speichelfluss und die Magensäureproduktion angeregt. Das Sättigungsgefühl setzt erst nach 15 bis 20 Minuten ein. Essen Sie daher langsam und in Ruhe. Nehmen Sie kleine Bissen zu sich und kauen Sie diese gründlich: 20 bis 30 Mal, damit die Enzyme im Speichel sich ausbreiten können und die Verdauung optimal eingeleitet wird. Je mehr wir davon durch den Speichel mit dem Speisebrei vermengen, desto besser für die folgende Verdauung. Im Speichel befinden sich überdies sekretorische Immunglobuline, die antientzündlich wirken. Die Verdauungsarbeit steht ja im Moment wieder ganz am Anfang und ist dankbar, wenn ihr

keine groben Brocken hinabgeschickt werden, sondern gewissenhaft vorbehandelte.

- Sinnliches Erfahren der Speisen
  Versuchen Sie, Ihre Mahlzeiten, den Apfel, mit dem Sie das Fasten voraussichtlich brechen, mit allen Sinnen zu erfahren. Wie liegt er in der Hand? Wie ist die Beschaffenheit seiner Schale? Wie riecht er als Ganzes und wenn Sie hineinbeißen? Wie schmeckt das Fruchtfleisch auf der Zunge, am Gaumen, wenn Sie es nach und nach zerkleinern? Wie fühlt es sich an, wenn der Apfelbrei durch die Kehle rinnt? Ein einziger Bissen kann eine Geschmackswelt eröffnen! Nach der Fastenerfahrung halten Sie den Schlüssel zu dieser Welt in den Händen. Es liegt an jedem selbst, ob er ihn bewahren möchte.

- Nehmen Sie zunächst kohlenhydratreiche Lebensmittel zu sich wie Kartoffeln und leichtverdauliche Getreidespeisen, außerdem Obst und Gemüse.

- Geben Sie dann langsam eiweiß- und fetthaltige Lebensmittel hinzu wie gesäuerte Milchprodukte, hochwertige Pflanzenöle, Markenbutter und Fisch. Schwerer verdauliche Lebensmittel wie gebratenes Fleisch, Hülsenfrüchte, Pilze und kräftige Kohleintöpfe sollen erst nach den Aufbautagen gegessen werden.

Pflicht

Zungenreinigung

½ Stunde Bewegung, idealerweise an der frischen Luft

Trinken

Die Trinkmenge reduziert sich auf 2 Liter Flüssigkeit, Mineralwasser und ungesüßten Kräuter-/Früchtetee. Wenn Sie weiterhin drei Liter trinken möchten, spricht nichts dagegen.

Essen

Frühstück:	Ein glücklicher Bioapfel von einem glücklichen Baum, roh und ungeschält. Alternativ bei Unverträglichkeit: gedünstet. Oder eine gegarte Kartoffel.
Mittagessen:	Kartoffel-Gemüse-Suppe ohne Salz
Abendessen:	40 g Vollkornreis mit 150 g gedünstetem Broccoli oder anderem Gemüse ohne Salz

Körper

Der Körper fühlt sich gut und ist nicht belastet durch die kleinen, bekömmlichen Portionen. Neue Kräfte werden freigesetzt durch die Energie der Nahrungsmittel.

Psyche

Es ist vollbracht! Eine Mischung aus Erleichterung und Stolz erfüllt die meisten Fastenden am ersten Aufbautag. Das Selbstbewusstsein hat zugenommen, die Aufmerksamkeit wird auf die nahe Zukunft gerichtet – der Alltag rückt näher. Es erscheint einem wichtiger, dem Körper »anständiges« Essen anzubieten.

TIPP Fassen Sie keine zu großen Vorsätze. Ihre Ziele sollten erreichbar ein. Wenn Sie eines erreicht haben, können Sie aufbrechen zum nächsten – psychisch und physisch. Also als Fleischliebhaber nicht gleich eine vegane Ernährung anpeilen, sondern eher zwei, drei fleischfreie Tage in der Woche – und dann ein neues Ziel formulieren.

KÜR

Eine leichte Kopf- und Nackenmassage tut jetzt ebenso gut wie eine Hand- oder Fußmassage. Und der Leberwickel rutscht von der Pflichtanwendung zur Kür – also wenn Sie mögen, dann gönnen Sie sich auch am ersten Aufbautag einen Leberwickel.

ACHTSAME SELBSTFÜRSORGE

Gibt es Bereiche, in denen ich besser für mich sorgen möchte? Gibt es jemanden, den ich um Unterstützung bitten kann? Habe ich heute öfter mal innegehalten und mich an die in den letzten Tagen gemachten Erfahrungen erinnert? Was kann ich mir heute Gutes tun?

FRAGEN FÜR DAS FASTENTAGEBUCH

WIE DENKE ICH ÜBER DIE ZURÜCKLIEGENDEN TAGE?
WAS MÖCHTE ICH MITNEHMEN IN MEINE ZUKUNFT?
WIE ERLEBE ICH DAS ESSEN, WIE FÜHLE ICH MICH?
WAR ES EINE GUTE ENTSCHEIDUNG, ZU FASTEN?
WÜRDE ICH ES WIEDER TUN?

?

Der zweite Aufbautag

Was geschieht heute?

Es gibt mehr zu essen als am ersten Aufbautag, aber lediglich sehr leicht verdauliche Lebensmittel bzw. Speisen. Die neuen Kräfte sind spürbar im Verbund mit der neuen Leichtigkeit. Es wird ja noch immer Gewicht reduziert, die Aufbautage sind unterkalorisch. Nach und nach stellt sich die Verdauung wieder ein.

Pflicht

Zungenreinigung

½ Stunde Bewegung, idealerweise an der frischen Luft

Trinken

Trinken Sie über den Tag verteilt 2 Liter Flüssigkeit, noch keinen Kaffee oder schwarzen Tee, sondern weiterhin ungesüßten Kräutertee und Mineralwasser.

Tipp Heißwasser-Trinkkur Kochen Sie einen halben Liter Wasser auf, füllen Sie ihn in eine Thermoskanne und trinken Sie dieses in kleinen Schlucken über den Vormittag verteilt. Die Wärme und das Schlucken wirken beruhigend, und die Anwendung, die Sie vielleicht aus TCM und TIM kennen, unterstützt die Ausleitung. Wer an einem Reizdarm leidet, kann sich diese Trinkkur merken: Sie entspannt den Darm.

Essen

Frühstück: 2 eingeweichte Backpflaumen, 2 Esslöffel Hafer-, Gerste- oder Hirseflocken mit 3 Esslöffeln Naturjoghurt und 1 Frucht der Saison wie Apfel, Pfirsich oder ein Schälchen Früchte der Saison, z. B. Himbeeren, Erdbeeren

Mittagessen: 40 g Vollkornreis mit 1 gedünsteten Zucchini oder 2 gedünsteten Tomaten sowie ein Schälchen Blattsalat mit Joghurtdressing:

2 ESSLÖFFEL JOGHURT (1,5 %)
1 TEELÖFFEL KALTGEPRESSTES ÖL
2 TEELÖFFEL ZITRONENSAFT
1 KLEINE PRISE FRISCH GEMAHLENER PFEFFER
1 GEHÄUFTER ESSLÖFFEL SCHNITTLAUCH, PETERSILIE O.Ä.

Zutaten kräftig vermischen, abschmecken und über den Blattsalat verteilen.

ZWISCHENMAHLZEIT: 2 SCHEIBEN KNÄCKEBROT

Abendessen: 150 g Pellkartoffeln mit 200 g gedünsteten Möhren oder anderem Wurzelgemüse, Zugabe von 1 Esslöffel Oliven- oder Rapsöl

Körper

»Alles in Butter«, sagen manche Patienten, wenn sie gefragt werden, wie es ihnen heute geht. Die meisten Fastenden sind vom Ausscheidungsmodus wieder in den normalen Stoffwechselmodus gelangt. Eventuell erfolgt Stuhlgang, da die Verdauung wieder in Schwung kommt.

Psyche

Das Erfolgserlebnis des absolvierten Heilfastens beflügelt. Der Seele sind neue Kräfte zugeflogen. Man fühlt sich bereit zu neuen Taten. Es beruhigt und vermittelt ein gutes Gefühl, wie der Körper sich so selbständig und souverän durch diese Zeit gesteuert hat.

Kür

Ein besonderer Genuss könnte geplant werden. Ein Sauna- oder Solebadbesuch ist empfehlenswert. Ansonsten nicht übertreiben! In der Ruhe liegt bekanntlich die Kraft. Diese können Sie mit einem letzten Kür-Leberwickel zelebrieren, wenn Sie möchten.

Achtsame Selbstfürsorge

Wo stehe ich eigentlich, was meine achtsame Selbstfürsorge betrifft. Gibt es irgendwo Blockaden? Bin ich auf einem guten Weg? Was nehme ich mir vor? Wie würde mein Alltag aussehen, wenn ich gut für mich sorge? Was wäre ein erster oder ein nächster Schritt zu einer achtsamen Selbstfürsorge?

Fragen für das Fastentagebuch

Heute mal keine Fragen für das Fastentagebuch, stattdessen ein Dankeschön, dass es mich so verlässlich begleitet hat. Es ist bekannt, dass regelmäßiges Tagebuchschreiben die Seele entlastet und zu Klarheit führen kann, eine Entlastungsfunktion hat. Vielleicht möchten Sie das Tagebuchschreiben aus den Fastentagen mit in den Alltag nehmen.

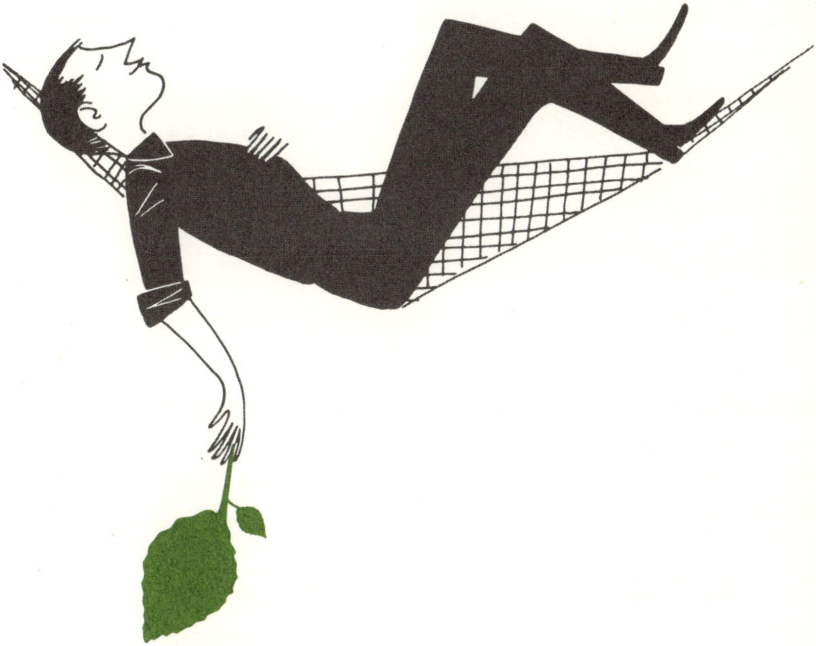

9 WAS KANN ICH ZUSÄTZLICH TUN?

Das Heilfasten sollte keineswegs nur aus Pflichten bestehen. Gerade die folgenden Anwendungen möchten wir Ihnen ans Herz legen. Wir bezeichnen sie als Kür – in dem Wort steckt schon die Kur. So fördern Sie die Reinigungsprozesse im Körper, wirken Fastenflauten entgegen, und sollte einmal wirklich eine ausbrechen, haben Sie wunderbare naturheilkundliche Mittel zur Hand, schnell wieder Fahrt aufzunehmen.

Sie brauchen nicht alle Vorschläge der Kür in die Tat umzusetzen, das wäre gar nicht möglich, sonst würde Ihre Fastenzeit in Stress ausarten. Am besten Sie lesen sich einmal alles durch und entscheiden dann, welche Maßnahmen Sie vielleicht im Lauf Ihres Fastens ausprobieren möchten. Vorab noch drei Hilfsmittel, die Sie gegebenenfalls für Ihre Kür benötigen:

- eine Nasendusche inkl. Salz
- ein oder mehrere ätherische Öle, z. B. Pfefferminze oder eine Ihnen angenehme Mischung. Wenn Sie den Duft mögen: auf jeden Fall Lavendel.
- eine Packung Weizenkleie für ein Kleiebad

SPORTLICHE AKTIVITÄTEN

Eine halbe Stunde Bewegung ist, wie Sie wissen, Pflicht, was darüber hinausgeht – in Maßen bitte – gehört zur Kür. Hier empfehlen sich vor allem Yoga, Qi-Gong, Tai-Chi, Atemgymnastik, Schwimmen oder was Ihnen sonst guttut. Am liebsten an der frischen Luft. Doch auch geübte Sportler sollten es nicht übertreiben. Eine Fastenzeit ist kein Trainingslager! Achten Sie auf das erhöhte Erholungsbedürfnis Ihres Körpers.

ÖLZIEHEN

Das Tor zur Gesundheit ist der Mund, heißt es nicht nur in der russischen Volksheilkunde. Beim Ölziehen verbinden sich lipophile Keime mit dem Öl, durch den Speichel emulgiert es, und auch hydrophile Keime binden sich an die Mischung. So können diese Keime hinausbefördert werden – eine einfache Methode, den Organismus zu entlasten.

Wir empfehlen das Ölziehen morgens nach dem Aufstehen. Nehmen Sie ein bis zwei Teelöffel hochwertiges Sonnenblumen- oder Rapsöl in den Mund und »ziehen« Sie es einige Minuten durch die Zähne. Das Öl emulgiert durch den Speichel, die Keime verbinden sich mit dem Öl, und nach einer Weile haben Sie kein goldgelbes Öl mehr im Mund, sondern eine weißliche Masse, die Sie aus Umweltschutzgründen bitte nicht ins Waschbecken spucken, sondern unbedingt in den Abfall.

TIPP Geben Sie einige Tropfen Koriander- oder Kardamomöl in Ihr Öl, weil es dann zusätzlich antibakteriell wirkt.

NASENSPÜLUNG

Einmal täglich, am besten abends, ist eine Nasenspülung zur Pflege der Schleimhäute zu empfehlen. Sogenannte Nasenduschen erhalten Sie in der Apotheke oder im Gesundheitshandel, auch im Yogashop. Es gibt sie in verschiedenen Formen, aus Keramik oder Plastik. Man spült die Nase mit körperwarmem Salzwasser, auch das kann man portionsweise abgepackt kaufen, 1,8 g für 200 ml Wasser. Damit verbessern Sie die Funktionsfähigkeit der Nasenschleimhaut und beugen Allergien und Infekten vor. Vergessen Sie nicht, die Nasenschleimhaut hin und wieder einzufetten, z.B. mit einem neutralen Biokokosöl. Sie ist bei vielen Menschen zu trocken. Übrigens profitieren auch die Bronchien von einer gepflegten Nasenschleimhaut.

HANDINHALATION

Ein bis zwei Tropfen hochwertiges ätherisches Öl nach Ihrem Geschmack auf die Handinnenfläche geben, verreiben, mit beiden Händen ein Gefäß bilden oder sie wie bei starkem Niesen vor die Nase halten, inhalieren. Belebt, erfrisch, sorgt sofort für Wachheit, Klarheit, gute Stimmung. Bis zu dreimal täglich.

TIPP Warum nicht zum Lippenstift in die Handtasche: das Fläschchen für die Gute-Laune-Inhalation!

HAUTPFLEGE

Über die Haut werden während des Fastens Giftstoffe ausgeschieden, deshalb ist ihre Pflege in dieser Zeit besonders zu empfehlen. Die Haut kann auch anders riechen als gewöhnlich. Manchmal verspüren Patienten das Bedürfnis, öfter als sonst zu duschen. Sie stellen fest, dass die Haut trockener wird. Dagegen kann man nicht »antrinken«. Kleiner, nein großer Trost: Nach dem Fasten ist die Haut schöner als zuvor und meistens auch besser durchblutet.

Wenn Sie sich während des Fastens eincremen, greifen Sie idealerweise ausschließlich zu Produkten auf Naturbasis. Meiden Sie mit Duftstoffen versetzte Mineralölprodukte. Es wäre ja schade, wenn Sie Ihre Haut, die beim Fasten so durchlässig wie möglich sein sollte, damit Sie entgiften kann, zukleistern würden.

Vielleicht nutzen Sie die Hautpflege auch dazu, noch einmal ganz neu in Kontakt mit sich zu kommen. Erinnern Sie sich – welche Aufmerksamkeit Sie als Kind Ihrem Körper gewidmet haben. Wie lang Sie da einen Finger betrachten konnten, ausprobierten, wie biegsam er ist. Und die Zehen erst. Wann haben Sie Ihre Füße zuletzt aufmerksam betrachtet. Oder Ihre Knie? Die Handinnenflächen? Bei der Hautpflege ist Zeit dafür. Schenken Sie sich liebevolle Zuwendung und entdecken Sie Ihre wunderbare Hülle neu.

TROCKENBÜRSTEN

Beim Trockenbürsten wird die Mikrozirkulation, sprich Durchblutung der Haut, verbessert. Abgestorbene Schüppchen lösen sich leichter. Einige Lymphgefäße liegen dicht unter der Haut und können so gut angeregt werden, noch besser zu arbeiten. Wenn Sie keine Hautbürste zur Hand haben – es gibt sie auch als Handschuh –, können Sie stattdessen ein kleines Frotteehandtuch zusammenrollen. Hier haben Sie allerdings weniger Auswahl, was Schmiegsamkeit und Schrubbfaktor betrifft. Hautbürsten gibt es in verschiedenen Stärken für unterschiedliche Hautbeschaffenheiten. Wir empfehlen diese Kür täglich einmal, idealerweise morgens bei der Körperpflege vor dem Duschen.

Beginnen Sie herzfern bei den Beinen rechts unten, nach rechts außen, rechts innen, dann von links unten nach außen, nach links innen, fahren Sie fort zuerst mit dem rechten Arm, dann mit dem linken und arbeiten Sie sich weiter Richtung Herz. Für die Rückenpartie kann man sich eine Bürste mit Stiel zulegen. Oder an der Beweglichkeit arbeiten. Oder ein Frotteehandtuch über den Rücken ziehen. Nach einer Trockenbürstenmassage fühlt man sich herrlich belebt.

> TROCKENBÜRSTEN BRINGT DEN KREISLAUF IN SCHWUNG, WENN DER BLUTDRUCK » IM KELLER « IST.

KALTE GÜSSE

Auch kalte Güsse in Kneippscher Tradition beleben wunderbar, weshalb man sie vorzugsweise morgens durchführt. Man unterscheidet kleine und große Güsse. Nicht jeder Mensch hält einen kalten Ganzkörperguss aus, zumal der Rumpf bei manchen sehr kälteempfindlich ist. Schätzen Sie sich selbst realistisch ein. So ein kalter Guss zwischendurch stärkt den Kreislauf und ist beim Fasten durchaus zu empfehlen, sobald Sie sich müde und schlapp fühlen.

EINSTIEG IN DIE KNEIPPSCHE KALTWASSERANWENDUNG

TIPP Beim Kneippen: Beginnen Sie stets herzfern und arbeiten Sie sich zum Herzen hin. Beginnen Sie stets rechts. Die kleinen Güsse zeigen auch große Wirkung bei schwachen Venen, da sie die Durchblutung unterstützen.

Fußguss: Erst den rechten, dann den linken Fuß kalt abbrausen.

Knieguss: Vom rechten Außenknöchel bis zum Knie, nach innen, dann wieder nach außen und zurück zum Fuß. Wieder hoch und dann über das Knie innen hinunter bis zum inneren Knöchel und zur Fußsohle. Am linken Bein wiederholen.

Hüftguss: An der rechten Seite außen hoch, nach innen, zurück und noch einmal hinunter und hinauf.

FUSSBÄDER

Unsere Füße tragen uns durchs Leben. Wie viel Aufmerksamkeit schenken wir ihnen? Gönnen wir ihnen gutes Schuhwerk? Lassen wir die Zehen mal frei über eine Wiese streunen? Küren Sie Ihre Füße – sie haben es verdient! Fußbäder wirken belebend oder entspannend – je nachdem, welche Zusätze Sie beigeben. Aber sie sind immer eine Wohltat, und nicht nur für die Füße, sondern auch für die Seele. Abends sind Melissen- oder Lavendelöl im Fußbadewasser eine gute Wahl, sie beruhigen und entspannen. Bleiben Sie rund zehn Minuten im Fußbad, das Wasser sollte über die Knöchel reichen.

TIPP Die Zugabe eines Esslöffels Meersalz oder auch eines Schusses Apfelessig ins Fußbadewasser fördert die Entgiftung.

Besonders Frauen bekommen beim Heilfasten oft kalte Füße. Etwas Ingwer im Fußbad wärmt sie wieder auf. Oder Sie machen gleich ein Senfmehlfußbad, das nicht nur kalten Füßen Wärme spendet. Es hilft auch gegen Einschlafstörungen, Kopfschmerzen und stärkt das Immunsystem bei einer beginnenden Erkältung.

SENFMEHLFUSSBAD

Nicht anzuwenden bei offenen Wunden an den Füßen, einem ausgeprägten Krampfaderleiden oder einer Senfmehlunverträglichkeit. Vermeiden Sie den Kontakt der Schleimhäute und Augen mit dem Senfmehl.

Das Wasser in Ihrer Fußbadewanne sollte rund zirka 37 Grad warm sein und bis zur Mitte der Wade reichen. Geben Sie 1 bis 6 Esslöffel schwarzes Senfmehl hinzu. Bleiben Sie 5 bis 20 Minuten in dem Wasser. Sollten Sie ein Brennen verspüren, beenden Sie das Fußbad.

Spülen Sie Ihre Füße nach dem Fußbad gründlich ab, um Hautreizungen zu vermeiden. Füße gut abtrocknen und mit zweiprozentigem Lavendelöl einreiben. Falls Sie das nicht griffbereit haben: Olivenöl.

FUSSMASSAGE

Eine Fußmassage kann sich jeder Mensch selbst geben, vorausgesetzt, Hände und Füße finden zusammen. Die belebende und/oder entspannende Wirkung stellt sich meistens schnell ein. Probieren Sie aus, was Ihnen guttut. Streicheln, kneten, drücken Sie, vergessen Sie die Zehen und die Zehenzwischenräume nicht. Auf der Fußsohle zwischen Ferse und Ballen ist sinnbildlich der Darm beheimatet, vielleicht braucht diese Stelle gerade besonders viel Aufmerksamkeit – Sie werden es merken. Seien Sie achtsam und sensibel und genießen Sie diese Kür: Zeit für Ihre Füße – und damit Zeit für alle Ihre Organe. Kleiner Nebeneffekt: Die Füße werden schön warm.

KLEIEBAD

100 g Weizenkleie in einen Topf geben, mit 1 Liter kochendem Wasser übergießen und etwa 20 Minuten ziehen lassen. Sud durch ein Küchensieb filtern und dann dem Badewasser zugeben.

EUKALYPTUS-BLASENAUFLAGE

Kalte Füße führen oft zu Blasenproblemen. Frauen haben das Gefühl, eine Blasenentzündung könnte sich entwickeln, oder sie leiden ohnehin an einer Reizblase. Hier hat sich die Eukalyptus-Blasenauflage aus der Apotheke der Natur hervorragend bewährt:

Beträufeln Sie eine 8 × 16 cm große Kompresse mit Eukalyptusöl. Legen Sie die Kompresse am Unterbauch auf den Blasenbereich und decken Sie sie mit einem Frotteetuch ab. Darüber eine angenehm warme Wärmflasche. Behalten Sie die Eukalyptusauflage mindestens 60 Minuten oder auch über Nacht.

EIN ESSLÖFFEL MEERSALZ INS FUßBADEWASSER FÖRDERT DIE ENTGIFTUNG.

INGWER-NIERENAUFLAGE

Diese Auflage ist nicht nur sehr wirksam bei Erschöpfungszuständen, sondern auch bei Kreislaufschwäche und Blasenentzündung.

Falten Sie eine Kompresse von 5 × 20 cm auseinander und verteilen vier bis sechs Esslöffel Ingwerpulver (gemahlene Ingwerwurzel) aus der Apotheke oder dem Asiashop einen halben Zentimeter dick gleichmäßig auf der Kompresse, falten Sie sie zu einem Päckchen zusammen und legen sie auf einen Teller. Übergießen Sie das Päckchen mit heißem Wasser und lassen Sie es 30 Sekunden quellen. Dann pressen Sie das Wasser am besten mit einem zweiten Teller aus dem Päckchen. Nun legen Sie die Kompresse auf ein in Ihrem Bett liegendes Handtuch und sich selbst darauf, so dass sich die Kompresse auf der Höhe Ihrer Nieren befindet. Decken Sie sich zu und bleiben Sie 20 Minuten liegen. Nach der Anwendung können Sie die Nierengegend mit zweiprozentigem Lavendelöl einreiben.

Bitte nicht anwenden bei offenen Wunden, Ingwerunverträglichkeit, Hautausschlägen.

TIPP Da der Nierenbereich bei vielen Menschen auch im Sommer oft kalt ist, gehört die Erwärmung dieser Zone zur Kür: Legen Sie Ihre Hände mit den Handinnenflächen auf den unteren Rücken, die Spitzen der kleinen Finger berühren sich. Führen Sie nun die Hände zusammen, ein wenig nach oben und streicheln ein Herz, wiederholen Sie dies eine Weile – es beruhigt und wärmt.

RUHEPAUSEN

Da sie manchmal vergessen werden, nehmen wir sie auf in unsere Kür-Empfehlungen. Legen Sie sich aufs Sofa oder zu einem Schläfchen ins Bett. Ihr Körper leistet sehr viel, auch wenn Ihnen das nicht bewusst ist. Unterstützen Sie ihn dabei mit Ruhepausen.

TIPP Eine Tasse heißes Wasser oder Kräutertee mit Melisse oder Lavendel beruhigt und fördert den Schlaf.

LAVENDEL-HERZAUFLAGE

Zu empfehlen bei Unruhezuständen, Schlafstörungen, Herzklopfen, Bluthochdruck.

Verdünnen Sie ein paar Tropfen hochwertiges Lavendelöl mit 1 Esslöffel Olivenöl und verteilen Sie die Mischung auf Ihrer Brust. Legen Sie ein mit kaltem Wasser getränktes Baumwolltuch auf Ihre linke Brusthälfte und bedecken es mit einem trockenen Tuch. Bleiben Sie so lange liegen, wie es Ihnen angenehm ist.

OHRMUSCHELMASSAGE

Auch die Ohren spielen in der chinesischen Medizin eine wichtige Rolle. Hier spiegelt sich der komplette Organismus wider, Bewegungsapparat, innere Organe und Psyche. Hier sind viele Akupunkturpunkte beheimatet. Durch eine beherzte

Stimulation dieser Punkte – kneten, reiben, an den Muscheln ziehen – erreicht man eine wohltuende Wirkung, stimuliert den Stoffwechsel, stärkt den Kreislauf und vitalisiert den gesamten Organismus.

HEILERDE-MASKEN UND -UMSCHLÄGE

Mit Heilerde kann man vielerlei Masken und Umschläge herstellen, auch für das Gesicht. Bei trockener Haut empfiehlt es sich, ein wenig Olivenöl in das lauwarme Wasser zu geben, mit dem die Heilerde angerührt wird. Lassen Sie die Maske 10 bis 15 Minuten antrocknen und waschen Sie sie ab, ehe sie abbröckelt.

TIPP Heilerde lindert auch Magenbeschwerden. Dazu lösen Sie einen Teelöffel Heilerde in einem Glas mit 0,2 l Wasser und trinken die Lösung in kleinen Schlucken.

FASTENPROTOKOLL

(Die Vorlage finden Sie am Ende von Kapitel 4.)
Das Fastenprotokoll verschafft Ihnen einen guten Überblick über Ihre Fastenzeit. Am besten kopieren Sie es sich und füllen es dann aus. Dieses Protokoll ist auch für Menschen geeignet, die wenig Anreiz verspüren, ein Fastentagebuch zu führen. Am Ende des Fastens ist es ein schönes Gefühl, dieses Papier in Händen zu halten wie eine Wanderkarte. Da war ich! Das Fasten ist eine Art Reise, und auf dem Fastenprotokoll verfolgen wir die Strecke

noch einmal vom Entlastungstag über den manchmal steinigen Aufstieg bis zum Gipfelkreuz.

FASTENTAGEBUCH

Wer gern mehr schreibt, greift vielleicht lieber zu einem Fastentagebuch. Was man aufschreibt, verdaut man. Viele Menschen verspüren gerade beim Fasten das Bedürfnis, ihre Gedanken zu sortieren – und das Tagebuch hilft dabei. Das Angebot an wunderschön gestalteten Blankbooks, Büchern mit leeren Seiten, ist groß.

Haben Sie Lust, diese Seiten in Ihrem Buch zu füllen? Eine Tasse Tee an einem schönen Ort genossen, dazu das Tagebuch, ein Stift, der gut in der Hand liegt – so beginnt das Zwiegespräch mit sich selbst. Was will in Worte gefasst werden? Was muss noch einmal durchgekaut werden, bevor es verdaut werden kann?

Wer seit seiner Jugend Tagebuch führt, wird keine Anlaufschwierigkeiten haben. Für Neueinsteiger kann das Fastentagebuch zu einer lieben Gewohnheit werden, die sie manchmal auch später noch weiterführen. Wenn man noch nie Tagebuch geschrieben hat, fällt einem vielleicht zuerst nichts ein, was man aufschreiben könnte. Aus diesem Grund haben wir bei der Beschreibung der einzelnen Fastentage auch einige Ideen mit aufgenommen, die Sie hoffentlich inspirieren, wenn Sie sich für ein Fastentagebuch entscheiden.

10 Was mache ich, wenn's schwierig wird?

Manche Menschen durchlaufen die Fastenprozesse ohne nennenswerte Befindlichkeitsstörungen. Andere klagen über dies und jenes. Einige Menschen sind sensibler als andere. Oder können sich besser ablenken. Oder achten gerade beim Fasten sehr genau auf die Impulse ihres Körpers, auf kleinste Abweichungen und Veränderungen.

In der Naturheilkunde gibt es für fast alle Beschwerden eine Lösung. Nachfolgend listen wir die häufigsten Befindlichkeitsstörungen unserer Patienten auf und geben Ihnen Erste-Hilfe-Tipps an die Hand, die Sie aber nicht unbedingt in die Tat umsetzen müssen. Man kann auch einfach warten, bis eine kleine Fastenflaute vorüberzieht, das kann schneller geschehen, als man vermutet. Beim Heilfasten laufen parallel viele Prozesse im Körper ab, die natürlich auch Auswirkungen auf unsere Stimmungen haben.

Wenn Sie zu den Fastenden gehören, die ohne Befindlichkeitsstörungen durch diese Tage kommen, können Sie vielleicht trotzdem den einen oder anderen Tipp in Ihre naturheilkundliche Hausapotheke integrieren. Aus langjähriger Erfahrung wissen wir, wie hilfreich die Anwendungen sind. Deshalb legen wir sie Ihnen gern ans Herz.

Blähungen/Bauchgrummeln

- Warme Leibauflagen – Wärmflasche
- Einlauf
- Leberwickel
- Leichte Darmmassage, evtl. mit Kümmel-, Fenchel- oder Melissenöl
- Kräutertees wie Fenchel, Kümmel, Anis

Frieren, Frösteln

- Trockenbürstenmassage
- Ansteigendes Fußbad
- Fußmassage
- Bewegung an frischer Luft
- Wärmflasche
- Ingwertee

Hautausschlag

Tritt manchmal auf als Zeichen einer erhöhten Säureausscheidung über die Haut.

- Trinkmenge erhöhen
- Einlauf
- Heilerde
- Kleiebad – bei juckendem Hautausschlag

Hungergefühl

- Trinken
- Einlauf
- Bewegung an der frischen Luft

Konzentrationsprobleme

- Ohrmuscheln kneten
- Frische Luft
- Handinhalation
- Ausreichend trinken

Kopfschmerzen

- Auf ausreichende Trinkmenge achten
- Entspannungsübungen
- Bewegung an frischer Luft
- Kneipp-Anwendungen
- Fußbad
- Ein ätherisches Öl sanft an den Schläfen einreiben
- Sich selbst eine Gesichtsmassage geben – oder jemanden darum bitten

Kreislaufprobleme

Prinzipiell: einen Gang zurückschalten, Ruhe, Entspannung

- Füße hochlegen
- Frischluft
- Moderate Bewegung an der frischen Luft
- Viel Trinken
- Einlauf

- Kalte Güsse
- Trockenbürstenmassage

Magenschmerzen

- Wärme
- Heilerde einnehmen
- Hafer- oder Reisabkochung
- Ingwertee

Mattigkeit

- Rosmarintee

Mundgeruch

- Zunge bürsten oder mit Zungenschaber oder umgedrehtem Teelöffel leicht abziehen
- Zitronenschnitz lutschen
- Salbeitee trinken
- Zähne putzen
- Mundspülung auf Kräuterbasis
- Heilerde: einen Teelöffel in Wasser auflösen und in kleinen Schlucken trinken.

Rückenschmerzen

- Ausreichend trinken
- Einlauf
- Bewegung

Schlafstörungen

Während des Fastens wird in der Regel weniger Schlaf benötigt. Wird dies als unangenehm empfunden, helfen:

- Kneipp-Anwendungen
- Abendspaziergänge
- Meditationsmusik
- Entspannungsübungen

Sehstörungen

- Ausreichend trinken
- Kreislauf anregen

Unruhe

- Bewegung
- Atemübungen
- Kalte Kniegüsse
- Baldrian- oder Johanniskrauttee

Unterzuckerung

- Einen Teelöffel Honig in 1 Liter Tee auflösen.
- In warmer Jahreszeit mit Essigwasser abreiben: ca. 3 Esslöffel auf 1 Liter Wasser.

Wenn nun aber alles nichts hilft? Wenn die Störung keine körperlichen, sondern seelische Ursachen hat? Was beim Fasten manchmal nicht so leicht zu trennen ist, da ja körperliche Prozesse stark auf die Stimmung abstrahlen. Dann kann man schon mal kurzzeitig das ganze Fasten in Frage stellen.

FASTENFLAUTE

Sie lässt sich nicht vorhersagen. Plötzlich ist die Luft raus. Meistens ist der Kreislauf dann auch im Keller. Eine Fastenflaute ist kein ernstes Problem. Eine Flaute halt. Die nächste Bö kommt bestimmt, und Sie können sie anlocken mit:

- Einem Tässchen Rosmarintee
- Ohrmuschelmassage
- Fußmassage
- Handinhalation
- Alles, was guttut! Ablenkung, an etwas Lustiges denken – Lachen hilft immer – ein angenehmes Gespräch, ruhen, um neue Kräfte zu sammeln, sanfte Bewegung.

FASTENKRISE

Als Fastenkrisen werden Befindlichkeitsstörungen bezeichnet, die über das normale Maß der Umstellungserscheinungen während des Fastens hinausgehen. Im engeren Sinne handelt es sich hierbei um Heilungskrisen im Fastenverlauf. Das Ausmaß der Fastenkrise, aber auch wie sie subjektiv erlebt und verarbeitet wird, hängt von verschiedenen Faktoren ab: der Konstitution des Menschen, seiner seelisch-geistigen Verfassung zum Zeitpunkt des Fastens und von der inneren Einstellung zum Fasten und der Umgebung.

Die Krise kann von einem halben bis zu zwei Tagen dauern. Nicht jeder Fastende geht durch ein solches Tal. An der Klinik, wo sieben statt fünf Tage gefastet wird, sehen wir immer wieder, wie wichtig es ist, das Fasten nicht abzubrechen. Manche Patienten haben an Tag vier und fünf eine Fastenkrise und gelangen zu ihrem Hoch ab Tag sechs. Hätten sie abgebrochen, wären sie nie dort angekommen. Es muss sicher nicht betont werden, dass Sie dann besonders stolz auf Ihre Leistung sein können: Sie haben trotz schwieriger Umstände durchgehalten. Realistisch betrachtet, gehören Krisen zum Leben, und das Fasten ist genau genommen Leben pur. Wir empfehlen bei Fastenkrisen, einmal genau hinzusehen, ob die Krise wirklich vom Fasten kommt oder sich das Fasten zunutze macht, sich sozusagen mit dem Fasten maskiert. Eigentlich besteht sie schon länger, doch in der Ausnahmesituation Fasten bricht sie heraus. Das kommt gar nicht so selten vor. Und dann ist mit einem Teelöffel Honig keine Abhilfe geschaffen. Hier braucht es Gespräche, vielleicht auch psychologische Unterstützung. Meistens aber hilft die Fastengruppe, wo sich intensive Kontakte ergeben haben. Und wenn das nicht genügt: nicht davor scheuen, die Telefonseelsorge anzurufen, den Hausarzt oder die psychologische Ambulanz aufzusuchen.

WÄHREND DES FASTENS WIRD IN DER REGEL WENIGER SCHLAF BENÖTIGT.

Gute Gründe, um das Fasten durchzuhalten

Manchmal hilft es bei einem »Hänger«, sich zu vergegenwärtigen, wie viel Gutes man sich beim Heilfasten angedeihen lässt. Das kann manchmal schon wie Erste Hilfe wirken.
Damit Sie sich vorstellen können, was Ihr Körper und die einzelnen Organe während des Heilfastens leisten, nachfolgend eine Zusammenfassung, die Sie hoffentlich frisch motiviert, dabeizubleiben und Ihren Körper so gut wie möglich zu unterstützen.

Darm

Der Darm bildet mit bis zu 300 Quadratmetern die größte Kontaktfläche des Körpers zur Umwelt. Hier findet der größte Teil der Verdauungs-, Resorptions- und Ausscheidungsarbeit statt. Über den Darm werden gerade in der Fastenzeit verschiedene Stoffe ausgeschieden wie zum Beispiel abgeschilferte Darmwandzellen, Darmbakterien, Stoffwechselendprodukte aus dem Zellabbau, fettlösliche Substanzen, die über die Leber mit der Gallenflüssigkeit in den Darm gelangen. Hilfreiche Maßnahmen für den Darm sind, wie Sie es bereits kennen, Glaubern und Einlauf. Aber auch das Trinken von Sauerkrautsaft, eine sanfte Bauchmassage oder bewusstes Atmen wirken förderlich.

Leber

Als zentrales Stoffwechselorgan produziert die Leber Gallensäuren und Proteine, speichert Nährstoffe und scheidet Stoffwechselendprodukte und Giftstoffe aus. Da während des Fastens die Verstoffwechselung der aufgenommenen Nährstoffe weitgehend entfällt, leistet die Leber nun mehr Arbeit im Fettabbau und bei der Neubildung von Glucose und Aminosäuren, Lactat und Glycerin (Gluconeogenese). Bei diesen Aufgaben können wir die Leber durch Kräutertees wie Schafgarbe und Löwenzahn und vor allem den Leberwickel unterstützen.

Nieren

Sie regeln den Wasser-Mineralstoff-Haushalt und sind beteiligt an der Regulation des Säure-Basen-Haushalts. Über die Nieren werden Harnstoff, Ammoniak, Endprodukte des Eiweißstoffwechsels, Ketonkörper, Harnsäure, Mineralstoffe, wasserlösliche Vitamine und vieles mehr ausgeschieden. Am besten unterstützen Sie diese verantwortungsvolle Aufgabe durch ausreichende Flüssigkeitszufuhr. Wenn Sie möchten, können Sie auch hin und wieder eine Tasse harntreibenden Nieren-Blasen-Tee trinken. Brennnessel und Birkenblätter sind wegen ihrer durchspülenden Wirkung ebenfalls empfehlenswert. Auch die Eukalyptus-Blasenauflage ist eine Wohltat aus der naturheilkundlichen Apotheke, gerade bei beginnenden Blasenentzündungen und Reizblase.

Haut

Mit ihren zwei bis drei Quadratmetern Oberfläche steht die Haut in direktem Kontakt zur Umwelt. Sie ist Schutzorgan gegen Verletzungen und Infektionen, dient der Wärmeregulation und scheidet Wasser in Form von Schweiß aus. Darüber hinaus werden ständig neue Hautzellen gebildet und alte abgeschilfert. Die Ausscheidungen über die Haut sind beim Fasten erhöht. Deshalb ist eine regelmäßige Hautpflege sehr wichtig. Folgende Maßnahmen unterstützen die Haut bei ihren Aufgaben:

- Körperliches Training und die damit verbundene verstärkte Durchblutung und Schweißbildung
- Sollte die Haut während des Heilfastens durch die Entgiftungsvorgänge jucken, kann ein Kleiebad schnell Linderung verschaffen.
- Kneippsche Anwendungen und Bürstenmassagen
- Aufenthalt an der frischen Luft
- Massagen
- Sauna- und Dampfbadbesuch
- Verzicht auf parfümierte Pflegeprodukte

Auch die Füße gehören zur Haut, nicht nur zur Hornhaut. Gerade über die Füße kann sehr gut entgiftet werden, zum Beispiel mit einem Fußbad.

Lunge

Während des Fastens nimmt die Lunge nicht nur Sauerstoff auf und gibt Kohlendioxid ab, sie atmet auch einen Teil der sauren Ketonkörper ab, die entstehen, wenn der Organismus zur Energiegewinnung auf die inneren Reserven zurückgreift. Dies ist auch der Grund für den typischen Atemgeruch Fastender. Wir wissen, dass es nicht so einfach ist, damit zurechtzukommen. Mundgeruch kann stark verunsichern, doch beim Fasten ist er ein gutes Zeichen: Der körpereigene Säure-Basen-Haushalt reguliert sich.

Sie können die Ausscheidungsprozesse in der Lunge unterstützen, indem Sie bei körperlicher Bewegung an der frischen Luft tief ein- und ausatmen. Wer mit Atemgymnastik vertraut ist, sollte sie im Freien praktizieren.

Zunge

Fastende stellen oft einen verstärkten Belag auf der Zunge fest. Dies ist ein Zeichen dafür, dass auch über die Zunge Stoffwechselendprodukte und Toxine ausgeschieden werden. Verfärbungen von Weiß über Gelb bis hin zu Grün oder sogar Schwarz können auftreten. Deshalb gehört die tägliche Zungenreinigung zur Pflicht, eine Anleitung finden Sie im Kapitel »Wie mache ich's«. Es ist auch angenehm, während des Fastens öfter einmal die Zähne zu putzen, einfach für einen guten Geschmack im Mund. Das Lutschen eines Zitronenschnitzes fördert den Speichelfluss und bindet Geruchsstoffe.

ALLTAGS-FASTEN

III.

Fasten hat viele Gesichter. Es muss nicht als klassisches Heilfasten praktiziert werden, weshalb wir Ihnen nachfolgend unser Baukastensystem des Fastens, wir nennen es gern »Menü des Fastens«, vorstellen. Unsere Patienten fragen uns oft, wie sie denn nun, nach ihrem Fastenerfolg, zu Hause weitermachen sollen, um den Status quo zu halten oder noch gesünder zu werden. Gerade beim Heilfasten fassen viele Menschen ja gute Vorsätze. Sie wollen sich im Anschluss gesünder ernähren und bewusster, weiterhin abnehmen und nie, nie mehr in die alten schlechten Gewohnheiten zurückfallen. Eine gute Möglichkeit, das zu erreichen und langfristig zu bewahren, die wir sowohl unseren Patientinnen und Patienten als auch Ihnen ans Herz legen möchten, ist das Alltagsfasten, die Fortsetzung der bewussten Ernährung in einer Lightversion zum Beispiel als Intervall- oder Kurzzeitfasten oder auch als regelmäßige Entlastungstage. Sie sind dabei sozusagen kein hauptberuflicher Faster wie beim Heilfasten für eine gewisse Zeitspanne, sondern fasten in Teilzeit: Ihr Lohn fällt etwas geringer aus, aber die Währung bleibt die gleiche: Gesundheit.

In Ausnahmefällen verspüren Menschen bereits dann, wenn sie nur eine einzige Mahlzeit ausfallen lassen, ein Gefühl der Schlappheit, einen Anflug von Kopfschmerzen, der Blutdruck sinkt ein wenig ab. Aber das sind Ausnahmen, die rasch abklingen. Man weiß ja, dass man in naher Zukunft wieder etwas essen wird, nicht lang ohne Essen überbrücken muss, die nächste Mahlzeit ist in Sichtweite, und das motiviert zum Durchhalten und wird wiederum abgespeichert als positive Erfahrung. So fällt dieses kleine Fasten beim nächsten Mal schon leichter. Man wiederholt eine positive Erfahrung, und letztlich ist das Alltagsfasten dann keine große Sache mehr.

Wir wissen natürlich, dass das für manche Menschen zumindest fraglich klingt. Fasten und Funktionieren im Alltag scheinen sich auszuschließen. Wie soll das gehen – nichts oder so gut wie nichts zu essen und trotzdem leistungsfähig zu sein. Nun: Es geht überraschend gut, wie all jene berichten, die es einmal versucht haben und dann sehr oft dabeigeblieben sind. Gerade im Alltag. Denn der Alltag stellt für zahlreiche Menschen die einfachste Art des Fastens dar.

Erfahrungen von Alltagsfastern

- *Da muss ich mich nicht groß darauf vorbereiten.*
- *Ich mache das jetzt seit zwei Jahren, und wenn ich damit aufhören würde, hätte ich Lebensqualität verloren.*
- *Ich entscheide oft völlig spontan, eine Mahlzeit ausfallen zu lassen, achte aber dann auf die 12-Stunden-Regel.*
- *Seit ich die Zusammenhänge der Nahrungsverwertung im Körper begriffen habe, fällt es mir sehr leicht, hin und wieder sparsam zu essen oder einmal einen Gang einzusparen.*
- *Ich bin deutlich leistungsfähiger geworden, seit ich Alltagsfasten praktiziere. Vor allem an meiner Konzentrationsfähigkeit habe ich es gemerkt. Die hat sich stark erhöht.*
- *Ich schaffe es nicht unbedingt, sehr lange zwischen den Mahlzeiten zu pausieren. Aber ich habe aufgehört mit den ständigen Naschereien zwischendurch. Irgendwie ist das auch ein bisschen Fasten – und ich fühle mich seitdem deutlich wohler.*
- *Ich höre jetzt in mich hinein. Ich esse nicht mehr automatisch, sondern frage mich: Habe ich wirklich Hunger? Muss ich diese Mahlzeit wirklich haben? Und wenn ich feststelle, dass ich keinen Appetit habe, esse ich eben nicht.*

– Ich habe seltener Kopfschmerzen, seit ich bewusster esse. Das ist meine Hauptmotivation dafür.

– Seit meiner Pubertät habe ich Diäten gemacht. Keine hat langfristig etwas gebracht. Es hat mir auch nicht gutgetan, ständig Kalorien zu zählen. Jetzt ernähre ich mich gesund und lege hin und wieder einen Entlastungstag ein. So halte ich mein Gewicht und tue meinem Körper etwas Gutes. Und der Jo-Jo-Effekt stellt sich auch nicht ein.

– Ich spüre, wie gut es mir tut, meine Mahlzeiten flexibler zu gestalten. Vor allem montags. Bei uns zu Hause wird am Wochenende immer richtig aufgekocht, und es gibt samstags und sonntags Kuchen mit Sahne. Da brauche ich einen Montag zum Nachverdauen. Früher habe ich einfach normal weitergegessen. Heute gönne ich mir montags ein Päuschen. Meistens lasse ich das Frühstück ausfallen und beginne mittags in der Kantine mit dem vegetarischen Gericht.

– Alle meine Freundinnen haben in den Wechseljahren zugenommen. Ich wollte aber auch mit über fünfzig noch in meine Klamotten passen. Ich verzichte jetzt seit vier Jahren auf eine Abendmahlzeit in der Woche, und im Frühling mache ich eine Woche Heilfasten. Ich habe meine Kleidergröße behalten und meine gute Laune übrigens auch.

– Wenn man es eine Weile gemacht hat, gewöhnt man sich daran. Der Körper braucht das dann. Das ganze Allgemeinbefinden verbessert sich.

– Ich trete jeden Mittwoch auf die Essbremse. Da nehme ich um 14 Uhr ein spätes Mittagessen zu mir und pausiere dann bis zum nächsten Morgen. Das hat sich so eingebürgert. Montag Tennis, Dienstag frei, Mittwoch fasten und Fitnessstudio mit Sauna, Donnerstag meistens Kino, Freitag, Samstag, Sonntag Familie.

– Meine Schmerzen sind weniger geworden, seit ich im Alltag regelmäßig faste.

– Die ersten drei, vier Mal Abendessen ausfallen lassen fand ich schwer.

Ich habe mich abgelenkt, bin früh ins Bett und habe mich aufs Frühstück gefreut. Heute vergesse ich manchmal, dass ich nichts gegessen habe. Es ist spielend leicht geworden.

– *Mein Alltagsfasten gestalte ich sehr bewusst. An diesen Tagen konsumiere ich auch keine Unterhaltung. Ich lese, handarbeite, meditiere oder gehe zum Yoga, unternehme lange Spaziergänge – es sind Tage der Achtsamkeit, Für-mich-Tage.*

– *Ich glaube, dass das vor allem im Kopf abläuft. Nach dem Motto: Hilfe, ich darf nichts essen. Und dann steigert man sich da rein und kriegt Heißhunger. Man muss das einfach trainieren.*

– *Ein Fastentag in der Woche oder ein paar Stunden ohne Mahlzeit schenkt einem Zeit. Es ist, wie wenn man mit dem Rauchen aufhört. Da hat man auch plötzlich viel mehr Zeit, wenn all die Zigarettchen zwischendurch wegfallen.*

– *Ich habe da einen regelrechten Ehrgeiz entwickelt. Ich esse um 18 Uhr zu Abend, lasse dann das Frühstück ausfallen, und je länger ich es schaffe, die erste Mahlzeit hinauszuzögern, desto stolzer bin ich. Auf diese Weise habe ich nun in einem halben Jahr zehn Kilo abgenommen und keine Stunde gehungert.*

– *Durch einen Freund habe ich von der »Kämpfer-Diät« erfahren und dachte erst, das sei wieder so eine Spinnerei der Fitnessindustrie. Dann probierte ich es aus, lebte wie ein römischer Soldat, aß nur abends eine reichhaltige Mahlzeit im Familienkreis und hatte tagsüber den Kopf frei für all die Alltagskämpfe. Ich fühlte mich leistungsfähig und fokussiert, mein Sportpensum konnte ich sogar noch steigern.*

– *Anfangs glaubte ich, das ist eine super Methode, um abzunehmen. So richtig heilfasten konnte ich mir nämlich nicht vorstellen. Da denke ich doch nur ans Essen, vermutete ich. Dann habe ich aber gemerkt, dass das Abnehmen eigentlich nur ein Nebeneffekt ist. Man fühlt sich einfach toll, wenn man nicht immer jeden Tag automatisch seine drei oder fünf Mahlzeiten zu sich nimmt. Freier, vitaler, gesünder.* «

VORÖSTERLICHE UND ADVENTLICHE FASTENZEITEN NUTZEN

Das alltagstaugliche Fasten, das wir Ihnen nun in einigen Varianten vorgestellt haben, können Sie an Ihren Mitmenschen vorbeischmuggeln. Es ist so klein, keiner merkt es. Es passt quasi in jede Handtasche. Sie sind nicht schwierig, zickig, heikel, wenn Sie einmal ablehnen: »Danke, ich habe schon gegessen.« Alltagsfasten brauchen Sie nicht an die große Glocke zu hängen wie vielleicht das Heilfasten im Kreis Ihrer Familie. Morgen sind Sie wieder dabei, morgen sitzen Sie wieder mit den Kollegen oder der Familie am Tisch. Genauso gut kann es geschehen, dass sich andere Leute brennend dafür interessieren, wie Sie es geschafft haben, sichtbar abzunehmen, warum Sie so vital und energiegeladen wirken – und sich dann anstecken lassen und es auch mal probieren … und dabeibleiben.

Wir hören oft, dass es für manche Menschen schwierig ist, sich beim Essen auszuschließen. Wer auf Diät ist, wird vielleicht ein wenig verspottet, wenn er oder sie es überhaupt zugibt, denn es kommt ja einem Eingeständnis gleich, dass man mit sich selbst nicht zufrieden ist. Die Fastenzeit wäre eine gute Gelegenheit, mitzumachen, weil man sich in diesen Wochen einer Tradition anschließt. In der Fastenzeit ist der Verzicht gesellschaftlich salonfähig, und wer fastet, wird geachtet und wegen seines starken Willens und Durchhaltevermögens bewundert. Jenseits dieser Zeit kann ein Fastender durchaus scheele Blicke ernten. Wer an Allergien und Nahrungsmittelunverträglichkeiten leidet, kennt das auch. Essen – und trinken – in der Gemeinschaft ist ein sozialer Klebstoff, und wer da nicht mitmacht, stellt sich ins Abseits. Beim Alltagsfasten sitzen Sie schon bei der nächsten Mahlzeit wieder mit am Tisch.

DAS GEHEIMNIS DER 12-STUNDEN-REGEL

Vielleicht haben Sie sich bei den Rückmeldungen der Alltagsfasterinnen und -faster eben gefragt, weshalb die Essenspause so lang sein muss: Weil Sie im Bereich der Fettverbrennung die besten Resultate erzielen – und dafür müssen Sie eine kleine Weile »darben«: Es macht sehr wohl einen Unterschied, ob man fünf, acht oder vierzehn Stunden fastet, da der Körper beim Fasten verschiedene Phasen durchläuft, nicht nur beim klassischen Heilfasten, bei dem die Abstände größer sind und es auch zu einer Fastenflaute oder gar -krise kommen kann, sondern auch beim Alltagsfasten. Nach etwa zwölf Stunden schaltet der Körper um auf Fettverbrennung. Es werden jetzt bevorzugt Fette zur Energiegewinnung herangezogen. Deshalb sollte, wer seiner Gesundheit besonders Gutes tun und auch noch abnehmen möchte, in diesen Bereich gelangen. Das kann man trainieren. Wer vorher abbricht, tut sich trotzdem noch Gutes. Als Erstes werden Kohlenhydrate verbraucht, in Form von Glykogen, das in Leber und Muskultur gespeichert ist. Nach rund zwölf Stunden, bei manchen schon vorher, beginnt die Lipolyse (Fettverbrennung). Doch auch wenn Sie es zu Beginn des Trainings »nur« bis zum Glykogen schaffen: Das ist schon mal eine Art der Leberreinigung. Und sie trainieren für eine längere Distanz. Auf die Fettreserven greift der Körper in der Regel nach zirka zwölf Stunden zurück. Wenn Sie 16 Stunden keine Nahrung zu sich nehmen, befinden Sie sich also vier Stunden im Fettstoffwechsel. Vielleicht können Sie sich 16 Stunden ohne Nahrung im Moment noch nicht vorstellen. Dann fangen Sie kleiner an. Setzen Sie sich 13 Stunden als Ziel – eine Stunde im Fettverbrennungsbereich – und erhöhen Sie langsam, bis Sie bei 16 Stunden – vier Stunden im Fettverbrennungsbereich – oder mehr sind. Sollten

Sie deutlich Gewicht abbauen wollen/sollen/müssen oder um es einfach mal auszuprobieren, können Sie auch weitertrainieren, um auf 24 Stunden zu kommen – dann befinden Sie sich sage und schreibe zwölf Stunden im Bereich des Fettstoffwechsels –, und fühlen sich womöglich motiviert, bald einmal ein klassisches Heilfasten durchzuführen. Das durch die gründliche Vorbereitung mit Entlastungstag und Abführen noch einmal eine ganz andere Qualität des Fastens offenbart.

Mit 16 Stunden ohne Essen spendieren Sie Ihrem Körper quasi einen Wellnessaufenthalt. Da wir rund acht Stunden des Tages schlafen, ist es gar nicht so schwierig, diese 16 Stunden zu erreichen – die Hälfte kriegt man gar nicht mit. Und wer weiß – vielleicht träumt man sich ja satt. Vielleicht hat man aber auch überhaupt keinen Hunger. Das hängt unter anderem davon ab, was man als letzte Mahlzeit vor der langen Pause zu sich genommen hat. Wer auf »schnelle« Kohlenhydrate setzt, also Weißbrot, weiße Nudeln, Plätzchen, Süßigkeiten, Softdrinks, Pfannkuchen aus weißem Mehl etc., für deren Verdauung viel Insulin ausgeschüttet wird, gerät schnell in den Unterzucker und leidet eher an Heißhunger. Einfacher macht man es sich, wenn man vor der großen Pause Salat und Gemüse, Vollkornprodukte, Nüsse und Fisch/Fleisch/Tofu/Eier bevorzugt.

Wenn Sie die Fettverbrennung noch extra anfeuern wollen, bewegen Sie sich in dieser magischen Zeit vor und nach Stunde zwölf. Angenommen, Sie haben um 16 Uhr eine Mahlzeit zu sich genommen und joggen am nächsten Morgen vor dem Frühstück eine Runde – dann werden Sie auf Ihrer Strecke wohl einige Fettzellen verlieren.

DER NACHHOLBEDARF HÄLT SICH IN GRENZEN

Manche Menschen befürchten, dass sie einen Fastentag am nächsten Tag »wieder reinholen« werden. Sie haben Sorge, dass sie dann mehr essen würden. Aus Studien weiß man, dass zwar zehn bis 15 Prozent der Teilzeitfaster am nächsten Tag mehr essen. Doch diese Kalorien verschwinden beim nächsten Teilzeitfasten, bis sich der Rhythmus gut eingespielt hat. Und außerdem möchte man seinen Erfolg ja nicht gefährden. Die meisten Menschen sind so beflügelt von ihrem Fastenerfolg des zurückliegenden Tages, dass sie es beispielsweise geschafft haben, auf ihre Abendmahlzeit zu verzichten, dass sie eher bewusster essen, als sich den Bauch vollzuschlagen. Aber jetzt lassen wir erst einmal eine Mahlzeit ausfallen. Im Folgenden stellen wir Ihnen die vier bekanntesten Methoden des Alltagsfastens vor.

MIT 16 STUNDEN OHNE ESSEN SPENDIEREN SIE IHREM KÖRPER QUASI EINEN WELLNESSAUFENTHALT.

11 Intervallfasten

Verschiedene Formen des intermittierenden Fastens, wie Intervallfasten auch bezeichnet wird, sind keine Erfindung unserer Zeit, sondern wurden schon im 19. und 20. Jahrhundert unter anderem von dem amerikanischen Arzt Edward Hooker Dewey (1837 bis 1904) und dem französischen Arzt Guillaume Guelpa (1850 bis 1930) propagiert.

Bei dieser Fastenart wechseln Sie in bestimmten längeren Intervallen von Essen zu Fasten und zurück. Die Fastenzeit zwischen den Mahlzeiten beträgt bis zu 36 Stunden, wenn Sie sich vorstellen, dass Sie einen Tag nichts essen – denn die Nacht liegt ja dazwischen, sie arbeitet quasi für Sie. Sie essen also ganz normal, verzichten lediglich regelmäßig für mehrere Stunden auf Mahlzeiten, idealerweise mindestens zwölf, aber zum Einstieg auch schon sechs Stunden – zwischen Frühstück und Mittagessen – sind prima. Als Fastentag wird bei dieser Methode jeder Tag gerechnet, an dem Sie nicht mehr als 500 Kalorien zu sich nehmen. Diese sollten idealerweise vollwertig sein:

Gemüsefrüchte, Blattgemüse, Wurzel- und Kohlgemüse in verzehrüblichen Mengen, jedoch mit fettarmer Sauce oder pur als Rohkost sind für die Intervallfastentage besonders geeignet. Sie punkten durch hohe Nährstoffdichte bei geringer Energiedichte. Auch Obst empfiehlt sich, frisch, nicht aus der Konserve. Beispiel: zwei Pfirsiche und ein kleiner Naturjoghurt morgens, mittags Salat oder Gemüse mit leichter Sauce, abends 1 Salatgurke und 3 Pellkartoffeln, summa summarum nicht mehr als 500 Kalorien – dann zählt der Tag als Fastentag.

Oder eine Portion dicke Gemüsesuppe. In Frage kommen auch etwas Fisch, Tofu (von nicht genmanipulierten Sojabohnen) sowie fettarmes Fleisch (von möglichst glücklichen Tieren) ohne Panade, besser in Folie gegart oder gegrillt oder pochiert.

Prinzipiell können Sie essen, was Sie wollen, auch ein Stück Kuchen am Nachmittag und dann bis zum nächsten Morgen nichts mehr, nur fällt es den meisten Menschen leichter, die erlaubten Kalorien für den Tag wie oben beschrieben zu sich zu nehmen. Man hat dann ein gesättigteres Gefühl, und gesünder ist es natürlich auch. Andererseits kann man das mit der Gesundheit auch übertreiben. Theoretisch wäre es möglich, beim Intervallfasten eine Tafel Schokolade – solange sie nicht mehr als 500 Kalorien hat – und sonst nichts zu essen.

Der Neurowissenschaftler Mark Mattson hat nachgewiesen, dass milder energetischer Stress, wie er auch beim intermittierenden Fasten auftritt, förderlich für die Hirnzellen ist. Evolutionsbiologisch ist dies auch sehr wichtig, denn wenn längere Zeit keine Nahrungsmittel gefunden wurden, muss das Hirn hellwach sein, um herauszufinden, wie man schnell und effektiv Nahrung auftreibt.

Bei normalgewichtigen Patienten empfiehlt sich das Intervallfasten einmal wöchentlich oder alle zwei Wochen. Bei übergewichtigen Patienten, die abnehmen wollen/sollen, empfehlen wir:

- Einen ganzen Tag fasten, einen ganzen essen, einen ganzen fasten, einen ganzen essen.
- Einen Tag fasten, zwei Tage essen, einen fasten, zwei essen.

- Zwei Tage fasten, fünf Tage essen, zwei Tage fasten, fünf Tage essen, wobei die zwei Fastentage nicht zwingend unmittelbar aufeinanderfolgen müssen.

Ein Modell, das in wissenschaftlichen Studien sehr erfolgreich abgeschnitten hat und besonders für Übergewichtige und Typ-2-Diabetes-Erkrankte zu empfehlen ist, sieht folgendermaßen aus:

- Alle fünf Wochen fünf Tage am Stück modifiziert fasten: also z. B. eine Mahlzeit oder zwei einsparen, und das dreimal in Folge in einem Zeitraum von 15 Wochen. Die Mahlzeiten, die an den »Fastentagen« eingenommen werden, sollten 800 Kalorien nicht überschreiten, vergleichbar mit strengen Entlastungstagen, intermittent very low calorie diet (VLCD). Dieses Vorgehen hatte bessere Effekte in Bezug auf die Gewichtsabnahme und Blutzuckerregulation als ein Tag pro Woche (VLCD) über denselben Zeitraum. Beide Gruppen nahmen an den Nichtfastentagen 1500 bis 1800 Kalorien zu sich, ernährten sich also leicht unterkalorisch.

Wer einfach nur sein Gewicht halten möchte, fährt gut mit einem Fastentag in der Woche – wenn ansonsten nicht übermäßig viel gegessen wird. Nun ist übermäßiges Essen ein sehr dehnbarer Begriff. Deshalb hier einmal eine konkrete Portion: Ein oder zwei Riegel Schokolade sind nicht übermäßig, eine ganze Tafel ist es sehr wohl. Es wäre auch nicht empfehlenswert, die Kalorien, die Sie beim Intervallfasten zu sich nehmen, in Schokolade zu investieren. Bekömmlicher sind beispielsweise zwei Mahlzeiten, zwischen denen idealerweise einmal eine Pause von mindestens zwölf Stunden liegt.

12 Morgen- oder Abendfasten

Wenn Ihnen die Rechnereien – wann, wie lang, welches Intervall – zu kompliziert sind, entscheiden Sie sich am besten für ein Morgen- oder Abendfasten. Die beiden Begriffe sind auch als Breakfast Skipping und Dinner Canceling bekannt. Beide Varianten zeigen starke Auswirkungen auf Gesundheit und Wohlbefinden, sind unkompliziert in den Alltag zu integrieren und sorgen für gute Laune – spätestens beim Frühstück oder Mittagessen danach. Das ist das Schöne daran: Beim Fasten gibt es immer etwas, worauf man sich besonders freuen kann: die nächste Mahlzeit.

Aufgrund der individuell verschiedenen Tages- und Wochenstrukturen möchten wir Ihnen keine Intervalle vorschreiben. Wählen Sie selbst die Mahlzeitenarchitektur, die zu Ihren Verpflichtungen und auch zu Ihrer Chronobiologie passt. Eine sogenannte Lerche, ein Morgenmensch, wird sich vielleicht schwertun, das Frühstück ausfallen zu lassen, dafür kann er gut auf das Abendessen verzichten, während eine sogenannte Eule morgens ohnehin oft keinen Appetit hat und das Frühstück ohne Schwierigkeiten auf den Mittag verlegen kann, Hauptsache die Abendmahlzeit ist gesichert. Es gibt aber auch Eulen mit morgendlichem Bärenhunger. Wir möchten Sie einfach darin bestärken, Ihren persönlichen Alltagsfastenweg zu finden. Je besser Sie die Mahlzeitenintervalle an Ihre Lebenssituation anpassen, desto leichter wird Ihnen das Alltagsfasten fallen.

Zum Beispiel beim *Morgenfasten,* bei dem das Frühstück ausfällt: Eine Abendmahlzeit um 19 Uhr, die nächste um 12 Uhr mittags. Das heißt, dass Sie ab 7 Uhr morgens im Bereich der Fettverbrennung sind, da der Körper dann umschaltet (siehe Kapitel »Das Geheimnis der 12-Stunden-Regel«). Um 12 Uhr mittags, wenn Sie also Ihre erste Mahlzeit an diesem Tag einnehmen, sind es bereits fünf Stunden, und Sie haben es insgesamt 17 Stunden ohne Essen geschafft. Effektiver können Sie nicht abnehmen – und gleichzeitig sehr viel Gutes für Ihre Gesundheit tun. Und ist es nicht ein tolles Gefühl, dass man es so lange ohne Nahrung aushält? Die meisten Menschen, die dies zum ersten Mal erleben, sind stolz auf sich. Ja, sie haben etwas geschafft.

Je öfter Sie Alltagsfasten praktizieren, umso leichter wird es Ihnen fallen. Der Körper schaltet immer schneller um auf Fettverbrennung. In diesem Bereich verspürt man keinen Hunger mehr, weil unter anderem die gelösten Ketonkörper wie Buttersäuren, Beta-Hydroxybutyrat (BHB), dabei helfen, das Hungergefühl zu dämpfen. Fett und Eiweiß vermitteln ein erhöhtes Sättigungsgefühl und wirken sich nicht negativ auf den Blutzuckerspiegel aus. Wer zum ersten Mal alltagsfastet, braucht vielleicht einen etwas längeren Atem. Doch nach fünf-, zehnmal läuft es wie von selbst, und dann merkt man gar nicht mehr, dass man eine Mahlzeit hat ausfallen lassen oder den ganzen Tag über sparsam isst. Man hat sich eine Kondition erworben – genauso wie beim Sport, eine Art Fastenmuskel. Und noch etwas gewinnt man: Zeit, ein seltenes Gut in unseren Tagen, an dem es den meisten Menschen mangelt. Wenn Sie nur eine einzige Mahlzeit ausfallen lassen, haben Sie ja die Zeit dafür »eingespart«. Je nachdem, welche Mahlzeit es ist, können das inklusive Einkaufen, Zubereiten, Verzehren und Aufräumen zwei, drei Stunden sein.

Sie können die Zeit in der Fettverbrennung gut ausdehnen, wenn Sie Ihre letzte Mahlzeit etwas vorziehen. So kommen wir schon in den Bereich des Abendfastens, bei dem Sie das Abendessen ausfallen lassen. Beispielsweise nehmen Sie um 15 Uhr ein verspätetes Mittagessen zu sich und setzen dann aus bis zum nächsten Morgen um 8 oder 9 Uhr. So sind Sie schon bei fünf Stunden Fettverbrennung und haben insgesamt 18 Stunden nichts gegessen. Die Nacht arbeitet für Sie – Sie schlafen sich schlank. Nun, so würden wir es nicht unbedingt nennen, aber es ist ein großartiger Nebeneffekt. Das Wichtigste ist aber, dass Sie Ihrem Körper durch diese Erholungsphase so viel Gutes tun.

Sie brauchen keine Angst zu haben, vom Fleisch zu fallen, sollten Sie regelmäßig einmal in der Woche eine Mahlzeit einsparen oder wenig essen. Wenn Sie mit dieser guten Gewohnheit beginnen, werden Sie zunächst schnell an Gewicht verlieren. Doch sobald der Körper sein Wohlfühlgewicht erreicht hat, zögert er, Kilos herzugeben. Er möchte ja nicht bedroht werden in seiner Existenz. In der Regel stellen die Menschen verblüfft fest, dass sie beim kontinuierlichen Alltagsfasten ein gesundes Körpergewicht halten.

Am leichtesten fällt das Morgenfasten, wenn man am Abend davor geschlemmt hat – idealerweise das Dessert bis 18 Uhr – und sich der Bauch eigentlich noch voll anfühlt.

TIPP Den Zustand Ihres Verdauungstraktes können Sie morgens nach dem Aufstehen mit einem Blick auf Ihre Zunge kontrollieren. Wenn Sie abends Schwerverdauliches gegessen haben oder nach übermäßigem Alkohol- oder Zigarettenkonsum ist die Zunge nicht selten belegt, da sie über Nacht entgiftet hat. In einem solchen Fall empfiehlt sich die Zungenreinigung erst recht – und sie schadet auch an anderen Tagen nicht.
Bei einem gesunden Organismus ist die Zunge hellrot, nur wenig belegt, nicht aufgequollen, es sind keine Zahneindrücke sichtbar. Meist findet man ein wenig Belag, der abzuschaben ist.

Auch wenn das Frühstück grundsätzlich sehr empfehlenswert ist, kann man es ruhig überspringen oder nur ein Stück Obst essen. Geübte oder ambitionierte Morgenfaster nehmen abends die letzte Mahlzeit zu sich – essen Sie, worauf Sie Appetit haben, was Ihnen schmeckt und gut bekommt – und setzen am nächsten Tag mittags um zwölf wieder ein. 18 Stunden Fasten zeigen große Auswirkungen! Ihr Körper verbrachte sechs Stunden in der Lypolyse, der Fettverbrennung. Da schmilzt was weg!

Das gesunde Frühstück jenseits des Morgenfastens

Morgens wie ein Kaiser, mittags wie ein König, abends wie ein Bettler? Oder morgens nur eine Ananas? Müsli mit Milch und Obst? Oder auf jeden Fall Eier mit Speck? Die Meinungen gehen und gingen auseinander. Über viele Jahre wurde von Ernährungswissenschaftlern empfohlen, zum Frühstück Müsli mit Joghurt oder Milch und Obst zu sich zu nehmen, vielleicht sogar einen Frischkornbrei aus eingeweichtem Getreideschrot. Aus der Sicht der Vollwerternährung ist dies plausibel, da sie darauf abzielt, möglichst unverarbeitete Lebensmittel einzusetzen. Aber ein solches Frühstück bekommt nicht jedem gut. Es kann schwer im Magen liegen und Blähungen und Völlegefühl verursachen. Viele Menschen können morgens kaltes Müsli nicht verdauen, sie benötigen zu viel Energie dafür, die ihnen dann andernorts fehlt. Wenn einem Getreide an sich gut bekommt und schmeckt, kann man alternativ einen Getreidebrei verzehren. Haferflocken, Reisflocken, Buchweizenflocken etc. werden in der drei- bis vierfachen Menge Wasser abends eingeweicht und morgens darin aufgekocht. Gewürzt mit etwas Zimt und Vanille, angereichert mit Leinöl oder Sahne und evtl. leicht gesüßt mit kalt geschleudertem Honig, Maulbeersirup oder Obstkompott bildet diese Mahlzeit einen guten Start in den Tag, gerade in der kühlen Jahreszeit. Auch Nüsse werden durch das Einweichen leichter verdaulich.

Andere Frühstücker schwören darauf, morgens nur einen Obstteller zu sich zu nehmen und am späteren Vormittag ausgiebig zu essen. Die Geschmäcker, aber auch die Veranlagungen, sind unterschiedlich. Es ist in jedem Fall empfehlenswert herauszufinden, mit welchem Frühstück man sich am vitalsten fühlt.

Es gibt Menschen, die entscheiden sich dauerhaft für ein Morgenfasten, weil es ihnen leichterfällt. Andere schwören auf das Abendfasten. Es gibt aber auch die Möglichkeit, je nach Stimmung und Gegebenheiten zwischen beiden abzuwechseln.

Abends zu fasten ist natürlich keine Empfehlung für jeden Tag, aber eine alltagstaugliche Methode, um dem Körper eine gewisse Entlastung zu gönnen. Medizinisch gibt es eine Reihe günstiger Effekte des Morgen- und Abendfastens, so dass man getrost ab und zu mal auf die letzte Mahlzeit verzichten darf in dem guten Gefühl, damit seine Gesundheit zu fördern. Zum Beispiel: Eine Mittagsmahlzeit um 13 Uhr, die nächste um 7 Uhr morgens. Das heißt, dass Sie ab 1 Uhr nachts im Bereich der Fettverbrennung sind, da der Körper dann umschaltet (siehe Kapitel »Das Geheimnis der 12-Stunden-Regel«). Um 7 Uhr morgens, wenn Sie also Ihre erste Mahlzeit an diesem Tag einnehmen, sind es bereits sechs Stunden, und Sie haben es insgesamt 18 Stunden ohne Essen geschafft.

Essen Sie vor und nach dem Morgen- und Abendfasten, worauf Sie Appetit haben, was Ihnen schmeckt und gut bekommt. Das ist das Schöne an der Methode: Sie können vielen Ihrer hoffentlich guten Gewohnheiten treu bleiben. Darüber hinaus hören wir auch sehr oft, dass das Alltagsfasten zu einem Umdenken führt. Man möchte insgesamt gesünder essen, leben. Und damit den Alltag verschönern.

13 Entlastungstage

Auch Entlastungstage gehören in den gesunden Alltag. Das kennen wir auch von unserer Psyche: Die Seele braucht Ruhezeiten wie der Körper. Die bekanntesten Entlastungstage sind der sogenannte Obst-, der Reis- und der Kartoffeltag. Beim Obsttag essen Sie über den Tag verteilt 1 ½ Kilo Obst, was sich besonders im Sommer empfiehlt, wenn die Auswahl an Obstsorten groß ist und die Küche bei immer höheren Außentemperaturen kalt bleiben soll. Im Winter kann das Obst auch leicht angedünstet werden.

Für einen Reistag kochen Sie bis zu 250 g Naturreis in der 2,5-fachen Menge Wasser und verzehren diesen über den Tag verteilt in drei Portionen. Der Reis kann mit gedünstetem Obst oder Gemüse angereichert werden.

Beim Kartoffeltag werden ca. 700 g Kartoffeln salzlos als Pellkartoffeln gekocht und mit gedünstetem Gemüse oder Rohkost verzehrt. Frische Kräuter und/oder Gewürze (außer Kochsalz) dürfen dazu gegessen werden und verbessern sowohl den Geschmack wie auch den Nährwert.

Sollten Sie Entlastungstage durchführen, empfiehlt es sich, diese mit entgiftenden Maßnahmen zu unterstützen.

TIPP Verwandeln Sie gedünstetes Gemüse mit einem Pürierstab in eine Suppe, so erhöht sich das Sättigungsgefühl.

GESUNDE ERNÄHRUNG RUND UMS FASTEN

IV.

14 Das A und O des richtigen Essens

Nachfolgend haben wir noch einige »Rezepte« für Sie zusammengestellt, wie Sie Alltagsfasten in Ihren Speiseplan integrieren können. Man kann sehr wohl gesund essen, ohne am Alltag viel zu verändern und ohne gleich tagelang ein klassisches Heilfasten durchzuführen. Würde man das Heilfasten mit einem gründlichen Hausputz vergleichen, bei dem man auch mal das Sofa von der Wand zieht und in die Ecken feudelt, sprich die Zellzwischenwände reinigt, nimmt man sich beim Alltagsfasten Zimmer für Zimmer vor. Wenn man regelmäßig putzt, hält man sein Haus in Ordnung, fastet man regelmäßig, unterstützt man den Körper dabei, seine Systeme zu warten. Probieren Sie es doch einfach einmal aus! Sie haben nichts zu verlieren.

GENUSSMITTEL EINSPAREN

Sie tun bereits etwas Gutes für Ihre Gesundheit, wenn Sie auf die vielen Snacks und Knabbereien verzichten, die so viele Menschen gewohnheitsmäßig über den Tag verteilt zu sich nehmen. Diese ständigen Zwischenmahlzeiten machen nicht mal satt, im Grunde genommen sind sie schlichtweg schlechte Gewohnheiten. Das merkt man besonders bei der Wirkung von Süßem. Aber auch bei Alkohol. Aus einem vorgenommenen Gläschen können schnell mal mehrere werden – und das schlägt zu Buche, sprich Bauche, von der Schädigung der Gesundheit bei häufiger Wiederholung ganz abgesehen. Sie müssen ja nicht gleich auf alles verzichten, aber wenn Sie mit Köpfchen genießen, wird Ihr Genussmittel besser schmecken, Sie werden bewusster trinken und essen – und allein dadurch werden Sie schneller satt, zufrieden. Denn was wir schlucken und kippen, ohne es wahrzunehmen, das haben wir irgendwie auch gar nicht gegessen oder getrunken. Wir haben es ja nicht richtig mitbekommen.

TIPP Beobachten Sie einen Tag lang aufmerksam Ihre Ess- und Trinkgewohnheiten rechts und links von den Hauptmahlzeiten. Nach dem Frühstück vormittags zwischendurch eine Banane, ein paar Kekse, nach dem Mittagessen ein paar Kräcker, später hin und wieder ein Stückchen Schokolade, vor dem Abendessen ein Erdnussriegel, nach dem Abendessen zum Fernsehen Chips … das fällt doch nicht ins Gewicht? Doch! Und vor allem schadet es langfristig Ihrer Gesundheit. Sie leben besser und können mehr leisten, wenn Sie auf diese Nebenbei-Esserei verzichten. Und auch auf die Trinkerei in Form von gezuckerten Getränken – Cola, Limonaden etc.

SÜSSE SÜNDEN: SNACKS

Vielleicht haben Sie es selbst schon einmal an sich festgestellt, dass Süßes oftmals Heißhunger auf Süßes provoziert. Das liegt daran, dass der Blutzuckerspiegel durch die Insulinausschüttung infolge des Naschens meistens zu tief absinkt: Es befindet sich weniger Zucker im Blut als vor dem süßen Snack oder dem zuckerhaltigen Getränk. Zu wenig Zucker im Blut ist für den Organismus ein Alarmzeichen, plötzlich zittern die Finger, und kalter Schweiß steht auf der Stirn, das Herz pocht, und der Körper, speziell das Gehirn, fordert vehement neuen Zucker an,

Heißhunger kommt auf. Was tun, um den Bärenhunger zu befrieden? Höchste Zeit für den nächsten Schokoriegel, eine Halbliterflasche Cola? Vorsicht: Ein solches Auf und Ab ist wie Bungeejumping für unseren Stoffwechsel, es führt zu einem Sägezahnmuster im Blutzuckertagesprofil und ist auf keinen Fall gesund. Das tägliche Angebot an schnell verwertbaren Kohlenhydraten (Zucker) aus Weißmehlprodukten, Cola, Nutella sollte daher möglichst gering gehalten werden, um Übergewicht oder gar Diabetes durch eine überforderte Bauchspeicheldrüse vorzubeugen. Ja, es gibt Medikamente für Zuckerkranke, doch besser ist die Medizin der Natur: gesund ernähren, und zwar mit langkettigen Kohlenhydraten wie ungezuckertem Müsli oder Vollkornbrot anstatt mit kurzkettigen wie dem Schokoriegel. Langkettige Kohlenhydrate setzen sich aus bis zu 100 000 Zuckerbausteinen zusammen und sind sehr komplex aufgebaut.

Eine Studie im Rahmen der amerikanischen Gesundheitsstudie National Health and Nutrition Examination Survey zeigte, dass die Ballaststoffmenge, die wir essen, sogar Einfluss auf unsere Lungenfunktion hat.

Sie finden sich in besonderem Maße in Vollkorngetreide und Vollkorngetreideprodukten, also in Brot, Nudeln und Müsliflocken, aber auch in Kartoffeln, Reis, Hülsenfrüchten, Gemüsen und Obst. Diese langkettigen Kohlenhydrate sorgen dafür, dass der Zucker im Magen-Darm-Trakt nur langsam resorbiert wird. Die Gegenregulation durch Insulin ist angemessen – es gibt keine explosionsartige Ausschüttung von Insulin mit nachfolgendem drastischem Blutzuckerabfall.

Stärke, wie sie in den langkettigen Kohlenhydraten enthalten ist, schmeckt zunächst nicht süß, obwohl sie aus Zuckermolekülen besteht. Erst durch die Verdauung wird Stärke wieder in Einfachzuckermoleküle zerlegt. Das spart man sich bei der

Schokolade, da muss nicht gekaut werden, da wird bloß gelutscht, und das Insulin schießt nach oben, kurzzeitig. Für die langkettigen Kohlenhydrate muss man sich ein bisschen anstrengen, hat aber auch lange was davon. Sogar geschmacklich. Längeres Kauen lässt selbst Brot mit der Zeit süß schmecken. Schon mal probiert? Bei diesem Selbstversuch wird klar, worin der Vorteil der langkettigen Kohlenhydrate liegt: Sie werden langsamer abgebaut und liefern deshalb ihre Energiestoffe über einen langen Zeitraum. So schaffen Sie die Basis für körperliche und geistige Leistung. Viele unserer Zellen brauchen ständig Glucose als Energiequelle, um arbeiten zu können. Vor allem das Gehirn ist abhängig von einer optimalen Glucose-Versorgung. Wer ein vitales Leben führen möchte, braucht Energiespeicher. Sie müssen gefüllt sein, wenn wir nicht nur kurze Höhenflüge mit anschließenden Abstürzen erleben, sondern die Leichtigkeit des Seins lange und oft genießen möchten. Dazu verhilft uns auch das Fasten.

SIE TUN BEREITS ETWAS GUTES FÜR IHRE GESUNDHEIT, WENN SIE AUF DIE VIELEN SNACKS UND KNABBEREIEN VERZICHTEN.

Gesunde Zwischenmahlzeiten

Im Gegensatz zur süßen Sünde Snack wäre ein Glas Gemüsesaft eine gute Angewohnheit, am besten frisch gepresst oder in Bioqualität genossen. Gemüsesäfte entsäuern und versorgen den Körper mit Vitaminen und Mineralstoffen. Ein Glas ersetzt bereits eine der täglich empfohlenen fünf Portionen Obst oder Gemüse. Die Zwischenmahlzeit Gemüsesaft können Sie auch bestellen – in vielen Restaurants werden frisch gepresste Säfte angeboten, auch an Bahnhöfen kann man sich für die Zugfahrt mit frischem Gemüsesaft statt schalen Snacks in Schalen eindecken.

Ein wenig mehr Aufwand verlangt die Gemüsebrühe, sollte sie, und das wäre der Idealfall, selbst gekocht sein. Aber auch Reformhäuser und Bioläden bieten gute Gemüsebrühen an. Warum nicht mal mittags eine Tasse zu sich nehmen? Und wenn Sie Gemüse oder Kartoffeln gekocht haben: Schütten Sie das Wasser nicht weg, sondern füllen Sie einen Teil ab und trinken ihn – so nehmen Sie wertvolle Mineralien und Spurenelemente zu sich. Auch die Gemüsebrühe wirkt stark entsäuernd. Aus diesem Grund wird eine Gemüsebrühe aus unterirdisch wachsendem Gemüse, wie Karotten, Kartoffeln, Pastinaken, Rote Bete usw., als Basenbrühe bezeichnet.
Bei einem Formtief am Nachmittag können Sie es am eigenen Leib testen: Eine Tasse basische Brühe statt der obligatorischen Tasse Kaffee wirkt Wunder!
Und auch kalt können Sie Ihrem Körper im Alltag etwas Gutes tun: Je 1 TL Apfelessig und Honig verrühren – nach Geschmack auch etwas mehr Essig –, mit Mineralwasser oder stillem Wasser auffüllen.

DER MAGEN WILL AUCH MAL FEIERABEND HABEN

Betrachtet man die neueren Forschungsergebnisse, dann gibt es tatsächlich Hinweise, dass zwischen der letzten Mahlzeit und dem Zubettgehen einige Zeit/Stunden vergehen sollten. Das gilt vor allem für Rohkost, die gären und Blähungen und Völlegefühl verursachen kann.

Es ist zwar kein Fasten, aber trotzdem eine Erleichterung für Ihre Verdauung, wenn Sie spätabends nichts mehr essen, und wenn Sie doch essen, bitte nichts »Schweres«. Aber auch wenn wir spätabends nichts mehr zu uns nehmen, ist bis zum Schlafengehen nicht sämtliche Nahrung verdaut, die sich im Magen-Darm-Trakt befindet. Unser Körper ist zwar darauf eingerichtet, dass ein Teil der Verdauungsvorgänge während der Nachtruhe erfolgt, doch in den Abendstunden schaltet der Organismus einen Gang zurück. Die Angestellten der Verdauungsabteilungen wollen in den Feierabend, es wird nur noch mit der Nachtbesetzung gearbeitet, und so besteht die Gefahr, dass Nahrung mehr oder weniger unverdaut im Magen liegen bleibt und zu Beschwerden führt.

Aus nahrungsphysiologischer Sicht ist es somit zu empfehlen, nach 18 Uhr nichts mehr zu essen. Das ist aber für viele Menschen, die bis 18 oder 19 Uhr arbeiten, nicht zu schaffen. Aber man kann den Körper trotzdem unterstützen, indem man seine Hauptmahlzeit mittags verzehrt und abends etwas Leichtverdauliches isst wie gedünstetes Gemüse ohne fette Saucen. Wer abnehmen möchte, tut sich hiermit erst recht einen Gefallen, noch größer wird der Gefallen, wenn Sie zusätzlich Alltagsfasten praktizieren.

Im Grunde weiß jeder selbst, ob eine späte Mahlzeit gut vertragen wird oder den Nachtschlaf beeinträchtigt – und wenn dem so ist, ob man sich das antun möchte.

NACH LUST UND LAUNE NICHT ESSEN

Sie haben nun gesehen, dass das Alltagsfasten keiner großen Vorbereitung bedarf wie ein klassisches Heilfasten, für das man sich vielleicht Urlaub nimmt. Für ein Alltagsfasten kann man sich spontan entscheiden. Gestern bei der Geburtstagsparty zu viel gegessen, da lasse ich heute das Frühstück ausfallen. Oder: Heute gehe ich ins Fitnesscenter und in die Sauna, da passt ein Entlastungstag prima ins Programm. Oder: Habe gerade keinen Appetit. Kann die anstehende Mahlzeit eigentlich auch ausfallen lassen. Wer diese achtsame Haltung den eigenen Bedürfnissen gegenüber zu einer Gewohnheit macht, befindet sich in einem lebhaften Austausch mit den Befindlichkeiten seines Körpers. Denn natürlich nimmt man den – oder sich – ein wenig anders wahr, wenn man nicht »voll« ist, wenn noch Platz ist, wofür auch immer. In »nüchternem« Zustand steigen andere Gedanken, Gefühle auf als in gesättigtem – oder übersättigtem. Und das ist spannend, man begegnet sich neu. Genauso ist es, wenn man seine Ernährung umstellt.

15 Wie esse ich gesund?

Die Vorteile einer pflanzlich dominierten Ernährung sind unbestritten, jedoch ist entscheidend, in welcher Form diese auf den Tisch kommt. Darauf weisen neuere Studien aus Großbritannien, Dänemark, Norwegen und den USA hin. Wer viele industriell verarbeitete Produkte zu sich nimmt, erhöht sein Risiko, an Diabetes, Herz-Kreislauf-Erkrankungen, Schlaganfall, Infektionskrankheiten, Lungenleiden und Krebs zu erkranken. Wissenschaftlich betrachtet, ist also das Konzept einer vollwertigen Ernährung, wie wir sie Ihnen hier vorstellen, die beste Vorsorge vor den bekanntesten Zivilisationskrankheiten. Und Fasten ist eine wunderbare Möglichkeit, in die Vollwerternährung einzusteigen.

Viele Menschen entschließen sich nach dem Fasten dazu, bewuss-ter auf ihre Ernährung zu achten. Und oft stellen sie auch ihre bisherige Lebensführung auf den Prüfstand. Was also will man verändern – und wie?

Wenn Sie Ihre Ernährung verbessern möchten, legten wir Ihnen eine Vollwerternährung ans Herz. Aber nicht hopplahopp, sondern schön langsam. Erfahrungsgemäß scheitern Veränderungen, wenn es zu viele auf einmal sind. Lieber in kleinen Schritten und mit viel Zeit und Geduld langfristig das Ziel erreichen.

Idealerweise bilden die Aufbautage nach dem Fasten einen Wegweiser, dem Sie bei einer Ernährungsumstellung folgen. Die Vollwerternährung ist reich an Vitaminen, Mineralstoffen und sekundären Pflanzenstoffen, die zur Unterstützung des Immunsystems notwendig sind und damit zur Erhaltung der Leistungsfähigkeit und der Gesundheit beitragen. Eine erfolgreiche Umstellung findet in fünf Schritten statt:

1. MEHR FRISCHKOST – BEDENKE: VIEL HILFT NICHT VIEL, BEISPIEL WASCHPULVER IN DER WASCHMASCHINE
2. WENIGER FETT BZW. BESSERE FETTQUALITÄT
3. MEHR VOLLKORNPRODUKTE, GGF. FEINE, ZARTE VOLLKORNPRODUKTE
4. WENIGER TIERISCHE LEBENSMITTEL, MEHR PFLANZLICHE
5. EVTL. FRISCHKORNMÜSLIS

Eine Ernährungsumstellung kann, je nach Alter und körperlicher Verfassung, bis zu einem Jahr dauern. Achten Sie fürsorglich auf Ihr Befinden. Was tut Ihnen gut, was bekommt Ihnen gut? Wenn Ihnen etwas überhaupt nicht schmeckt, verzichten Sie darauf. In der Regel wird der Geschmack nicht besser, wenn man sich zwingt, täglich etwas zu verzehren, was einem Unbehagen bereitet. Andererseits unterliegt auch unser Geschmacksempfinden nicht nur kultureller, sondern auch gewohnheitsbedingter Prägung. Das merkt man beim Kaffee besonders deutlich. Genießer mit Milch schütteln sich bei der Vorstellung, schwarzen Kaffee zu trinken, und umgekehrt. Oft steckt dahinter vor allem Gewohnheit, was besonders diejenigen gern bestätigen, die wegen einer Laktoseunverträglichkeit von Milchkaffee auf Schwarz wechselten.

GUT ESSEN WILL WEILE HABEN

In der Praxis heißt dies: Geben Sie sich Zeit! Beginnen Sie damit, Vollwertprodukte unter Ihre bisherigen Lebensmittel zu mischen, und verändern Sie die Gewichtung.

- Erhöhen Sie als Erstes den Anteil an Gemüse, Salat und Obst – aber nicht ruckzuck!, sondern nach und nach. Tauschen Sie Zwischenmahlzeiten immer öfter gegen Obst und rohes Gemüse aus. Was spricht dagegen, mal eine Karotte zu knabbern statt eines Kekses? Ziel ist es, mindestens fünf Portionen – jeweils eine Handvoll – Obst oder Gemüse täglich zu verzehren, wobei Gemüse wichtiger ist als Obst, es enthält bis auf wenige Ausnahmen durchschnittlich dreimal mehr Vitalstoffe als Obst und weniger Zucker.
- Gemüse und Obst enthalten viele antioxidativ wirksame Substanzen wie Vitamin C, Beta-Carotinoide und sekundäre Pflanzenstoffe. Diese Substanzen haben einen positiven, unterstützenden Einfluss auf das Immunsystem.
- Als Zweites reduzieren Sie nach und nach Ihren Zuckereinsatz, am besten auf die Zuckerrichtline der WHO: Nicht mehr als sechs Teelöffel, 25 bis 30 Gramm, isolierten Zucker pro Tag. Es spielt keine Rolle, ob es sich um gewöhnlichen Haushaltszucker, die Saccharose, um Traubenzucker, die Glucose, um Fruchtzucker, die Fructose, oder Süßungsmittel wie verschiedene Sirupe (meistens Gemische) usw. handelt. Selbst Honig zählt hier mit! Achten Sie auf die Endung »-ose« in der Zutatenliste, dann entlarven Sie den Zucker. Stellen Sie um auf ungesüßten Tee, verwenden Sie Naturjoghurt, und geben Sie frische Früchte hinzu, anstatt gesüßten Fruchtjoghurt zu kaufen.

- Schränken Sie Ihren Süßigkeitenverzehr ein. Gerade die Kombination Zucker mit Vollkornprodukten führt häufig zu Unverträglichkeiten, insbesondere zu Blähungen. Durch eingeschränkten Zuckerkonsum wird die Süßschwelle gesenkt, und Sie verspüren mittel- und langfristig weniger Heißhunger auf Süßes.
- Ähnlich verhält es sich mit dem Salzgeschmack. Versuchen Sie ein eventuell starkes Salzbedürfnis umzustellen, und schmecken Sie die Gerichte zusätzlich oder ausschließlich mit Gewürzen und Kräutern ab, statt nur mit Salz. Zu viel Salz schwächt das Immunsystem und erhöht bei den sogenannten Respondern den Blutdruck.
- Reduzieren Sie den Gesamtfettverzehr, indem Sie weniger Butter, Öl und Sahne in reiner Form verwenden und auf die versteckten Fette achten: weniger fettes Fleisch, Wurst, fette Käsesorten, Kuchen und Schokolade. Auch die Qualität der Fette ist wichtig. Essen Sie lieber fetten Fisch, Nüsse und Kerne und verwenden Sie pflanzliche Öle wie Oliven- und Rapsöl.
- Tauschen Sie die Gewichtung: Fleisch, Eier und Wurst werden nach und nach zur Beilage, während Gemüse, Kartoffeln, Vollkornnudeln und Naturreis die Position der Hauptkomponenten einnehmen.
- Stellen Sie langsam um auf Vollkornprodukte – von hellen Broten auf Vollkornbrote, von weißen Nudeln auf Vollkornnudeln etc. In der Übergangszeit können Sie auch mischen – weißen Reis mit Vollkornreis, weiße Nudeln mit Vollkornnudeln. Beim Backen ersetzen Sie das helle Mehl Typ 405 gegen Vollkornmehl, zuerst ein bisschen, dann mehr, dann vollständig. Oder Sie backen mit der Zwischentype wie 1050er, die nur teilweise ausgemahlen ist.

Mit der Zunahme von Gemüse und Vollkornprodukten steigt der Anteil der Ballaststoffe in Ihrer Ernährung. Ballaststoffe kommen lediglich in pflanzlichen Lebensmitteln vor – Getreide, Gemüse, Hülsenfrüchte, Kartoffeln, Obst. Sie wirken nicht nur auf die Darmtätigkeit – Vorbeugung von Verstopfung –, sondern beeinflussen auch die Sättigung. Überdies sind diese unverdaulichen Nahrungsbestandteile unerlässlich für eine Eubiose, ein gesundes Mikrobiom im Darm, da sich viele der »guten« Darmbakterien davon ernähren und gleichzeitig wichtige Substrate für ihren Wirt bilden. Milchsaure Lebensmittel wie Joghurt, Dickmilch, Kefir, Buttermilch und milchsauer eingelegtes Gemüse wie Sauerkraut enthalten nützliche Milchsäurebakterien, die ebenfalls der Darmflora dienen.

Verlangen Sie nicht von sich, dass alles gleich anders sein soll, wir können es nicht oft genug sagen. Geben Sie sich Zeit. Eine Umstellung der Ernährung ist kein Klacks, sondern eine richtig große Sache. So als würden Sie sich das Rauchen abgewöhnen. Vergegenwärtigen Sie sich, dass Sie ein Leben lang diese Essgewohnheiten gepflegt haben. Und es hat Ihnen geschmeckt. Nun sind Sie auf einem guten Weg, dass Ihnen bald ein anderes, ein gesünderes Essen schmecken wird. Aber es bedarf einer Zeit der Umstellung. Motivieren Sie sich mit den Fakten: Die Ernährungsumstellung tut Ihnen gut. Sie schützt Sie vor Herz-Kreislauf-Erkrankungen, vor Diabetes, vor Gelenkverschleiß, vor Erkrankungen des Nervensystems, vor chronischen Entzündungen, Arterienverkalkung, ja vielleicht sogar vor onkologischen Erkrankungen. Und auch Ihrer Seele und Ihrem Geist tut die neue frische Nahrung gut. Mit einer vollwertigen Ernährung nimmt der Körper alles Nötige in ausreichender Menge auf – und in einem gesunden Körper wohnt ein gesunder Geist!

- Wenn Sie erfolgreich auf Frischkost und Vollkorn umgestellt haben, können Sie als letzte Stufe das Frischkornmüsli aus frisch geschrotetem eingeweichtem oder angekeimtem Getreide in Ihren Speiseplan aufnehmen. Zur Frischkost zählen rohes Obst, Salate und Gemüse als Rohkost, aber genauso unerhitztes Getreide im Frischkornmüsli, Keimlinge, Nüsse, Sesam, Sonnenblumenkerne, kaltgepresste, nicht raffinierte Pflanzenöle, frische Kräuter, kaltgeschleuderter Honig und unerhitzte Sauermilchprodukte (z. B. Joghurt).
- Ein Teil der Lebensmittel sollte unerhitzt gegessen werden, diese Lebensmittel weisen den höchsten Gehalt an Vitaminen, Mineralstoffen und gesundheitsfördernden sekundären Pflanzenstoffen auf. Die Wirkung der Ballaststoffe in roher Form ist auch viel höher.
- Bevorzugen Sie außerdem Nahrungsmittel aus Ihrer Region und entsprechend der Jahreszeit.
- Achten Sie auf die Herstellungsweise: Erzeugnisse aus anerkannt ökologischer Landwirtschaft enthalten weniger Substanzen wie Pestizide und Kunstdünger.

Die Gesundheit beginnt schon beim Einkauf, den Sie beispielsweise per Fahrrad tätigen können. Und so wird Ihr Speiseplan Ihren Lebensplan verändern – und vielleicht auch bereichern …

DIE MEDITERRANE VOLLWERTERNÄHRUNG

- Nehmen Sie pro Tag mindestens 1 ½ Liter Flüssigkeit zu sich in Form von möglichst stillem Mineralwasser, Kräuter- oder Früchtetees, verdünnten Fruchtsäften etc.
- Fünf Portionen am Tag Gemüse und Obst, in verschiedenen Zubereitungsformen, roh und/oder gegart. Auch naturbelassene Tiefkühlware ist empfehlenswert.
- Besonders gesund sind grünes Blattgemüse, Kohlgemüse (z. B. Broccoli), Wurzelgemüse (Karotten, Pastinaken usw.) und die Tomate.
- Essen Sie ballaststoffreiche Lebensmittel wie Hülsenfrüchte, Vollkornnudeln, Vollkornreis, Getreideflocken, Kartoffeln, Vollkornbrot.
- Verwenden Sie vor allem hochwertiges Oliven-, Raps- und Leinöl (dieses ist nicht zum Erhitzen geeignet) als Basisöle. Sie enthalten äußerst wertvolle Inhaltsstoffe, z. B. das entzündungshemmende Oleocanthal aus der Olive und die Omega-3-Fettsäuren aus Lein und Raps. Daneben gerne Gourmet- und Spezialöle in kleineren Mengen. Zum Kochen oder Braten eignet sich ein Kokosöl oder Butterfett.

VERLANGEN SIE NICHT VON SICH, DASS ALLES GLEICH ANDERS SEIN SOLL, GEBEN SIE SICH ZEIT.

Ein ernährungspsychologischer Spruch besagt:

»WENN WIR LEBEN WOLLEN, MÜSSEN WIR ESSEN. WENN WIR GUT LEBEN WOLLEN, MÜSSEN WIR GUT ESSEN.«

Exemplarisch ein Mittagessen-Wochenplan unserer Klinik, der jeweils saisonal abgestimmt wird. Dazu gibt es stets ein Salatbüfett.

MONTAG:	Broccoli-Möhren-Quiche Obstsalat mit Dinkelsprossen
DIENSTAG:	Gefüllte Zucchinischiffchen mit Champignons und Reis Orangencreme
MITTWOCH:	Dinkelvollkornpfannkuchen mit Spinat-Schafkäsefüllung Fruchtjoghurt
DONNERSTAG:	Gemüselasagne Vegane Mousse au Chocolat
FREITAG:	Lachsfilet im Gemüsebett mit Ofenkartoffel Frischobst
SAMSTAG:	Gemüse-Grünkern-Eintopf Avocadocreme
SONNTAG:	Rinderbraten mit grünen Bohnen und Kartoffelgratin Rote Grütze

FASTENPROTOKOLL

	TRINKMENGE in ml (1 l = 1000 ml)	KÖRPER (Gewicht, Kreislauf, Beweglichkeit etc.)	PSYCHE (Konzentration, Antrieb, Stimmung etc.)	HUNGERGEFÜHL DURSTGEFÜHL	FARBE DES URINS	STUHLGANG (Anzahl, Veränderungen in Konsistenz und Farbe)	SONSTIGES
ENTLASTUNGSTAG							
1. FASTENTAG							
2. FASTENTAG							
3. FASTENTAG							
4. FASTENTAG							
5. FASTENTAG							
1. AUFBAUTAG							
2. AUFBAUTAG							

FASTEN BEI ERKRANKUNGEN UND BESCHWERDEN

V.

16 Fallbeispiele aus der Klinik

Abgesehen von den allgemeinen Befindlichkeitsverbesserungen auf körperlicher, geistiger und seelischer Ebene gibt es eine Reihe von Krankheiten, die durch das Heilfasten positiv beeinflusst werden können, wie wir es tagtäglich in unserem klinischen Alltag erleben. Nicht umsonst ist Heilfasten die älteste uns bekannte ernährungsmedizinische Maßnahme. Auch Wechseljahrsbeschwerden können mit Fasten oft gelindert oder ganz zum Verschwinden gebracht werden.

MIT FASTEN GUT DURCH DIE WECHSELJAHRE

Nicht nur bei Frauen verändert sich der Stoffwechsel mit zunehmendem Alter. Auch Männer kommen in die Wechseljahre. Und so stellt fast jeder Mensch eines Tages fest, dass er an Gewicht zunimmt, wenn er so isst, wie er es gewohnt ist. Zwischen 40 und 50 Jahren wird gern Speck angesetzt, obwohl man nicht mehr zu sich nimmt als sonst auch. Der Körper verwertet die Nahrung anders. Wer jetzt nicht an Gewicht zulegen möchte, sollte die Nahrungszufuhr einschränken – je nach Alter und Geschlecht liegt der Bedarf als Mittelwert um zirka 200 Kalorien täglich. Oder eben: Einmal in der Woche eine Mahlzeit ausfallen lassen, einen Entlastungstag einlegen, kurz: Alltagsfasten praktizieren! Oder: mehr bewegen. Am besten beides zusammen: Alltagsfasten und mehr Bewegung! In den Wechseljahren fahren Sie damit am besten. Studien haben gezeigt, dass mit Fasten auch die Hitzewellen, unter denen manche Frauen leiden, weniger werden.

Was viele Frauen »gemein« finden, ist in Wirklichkeit ein Schutzmechanismus des Körpers. Beim Übergang in die Menopause bildet der weibliche Körper weniger Östrogen, die Produktion in den Eierstöcken wird nach und nach eingestellt. Nun hat Körperfett aber die wunderbare Eigenschaft, ebenfalls Östrogen produzieren zu können. Und so sorgt der Körper vor, indem er Fett einlagert, um die Östrogenversorgung sicherzustellen, wenn auch nicht in dem Maße wie vorher. Östrogen hat viele wunderbare Eigenschaften, unter anderem schützt es vor Osteoporose und wirkt sich positiv auf das Herz-Kreislauf-System aus. Deshalb geht es beim Fasten auf gar keinen Fall um ein Abmagern, sondern um Erreichen und Halten eines gesunden Wohlfühlgewichtes.

Bei Männern sinkt der Testosteronspiegel mit zunehmendem Alter. Testosteron wird benötigt für den Muskelaufbau, und wenn es hier zu einem Nachlassen kommt, verwandeln sich Muskeln in Fett – und wo einmal ein Sixpack thronte, wird nun eine Wampe durch die Gegend geschoben. Beim Fasten in der Klinik schrumpft sie ebenso wie sich das Allgemeinbefinden erhöht.

Nachfolgend haben wir Fallbeispiele aus unserer Mind-Body-Klinik zu einigen Krankheiten zusammengestellt, die nachweislich gut durch Heilfasten zu beeinflussen sind, außerdem dazu passende Therapien aus der naturheilkundlichen Praxis.

RHEUMATISCHER FORMENKREIS UND FIBROMYALGIE

Wenn man von Rheuma spricht, ist in der Regel das klassische Gelenkrheuma gemeint. Hierbei leidet der Patient unter schmerzhaften, entzündeten und geschwollenen Gelenken. Fasten hilft bei Rheuma, weil es die Entzündungsprozesse eindämmt. Man reduziert sozusagen die Bausteine der Entzündung, die vor allem in tierischen Produkten enthalten sind. Kombiniert man das Fasten im Anschluss mit einer vegetarisch betonten Ernährungsweise, kann man eine langfristige Besserung erreichen. Das wurde auch in zahlreichen Studien nachgewiesen.

» Fallbeispiel

Isolda H., 68 Jahre, ehemalige Pianistin, leidet seit zirka zehn Jahren an zunehmendem Gelenkrheuma. Sie hat viele Medikamente der konventionellen Rheumatherapie ausprobiert, mit diversen Nebenwirkungen. Am schlimmsten empfindet sie es, dass sie wegen ihrer Erkrankung nicht mehr Klavier spielen kann: »Musik war doch immer mein Leben.« Durch diesen großen Verlust ist sie in ein Stimmungstief gefallen, das sie selbst nicht als Depression bezeichnen möchte, da sie sich so nie erlebt hat. Aber es ist wohl eine mittelschwere Depression. In der Klinik wird ihr zum klassischen Heilfasten geraten, das sie sieben Tage lang durchführt. Schon währenddessen bessern sich ihre Gelenkbeschwerden, und in der Folge kann sie wieder wie früher zwei, drei Stunden täglich Klavier spielen. So gewinnt sie ihre alte Lebensfreude zurück und nimmt auch wieder aktiv Teil am sozialen Leben. Die Anregungen, die sie während des Heilfastens in der Klinik erhält, kann sie sehr gut in ihren Alltag integrieren. Nach dem Heilfasten ernährt sie sich drei Monate fast ausschließlich vegetarisch und kann so ihren verbesserten Allgemeinzustand für ein Jahr halten. Dieser Verlauf entspricht exakt den Ergebnissen der Studien von Kjeldsen-Kragh, die in den renommiertesten medizinischen Zeitschriften wie Lancet veröffentlicht sind.

Isolda H. hat in der Ordnungstherapie auch Selbstfürsorge gelernt und betreibt im Anschluss an das Heilfasten gemeinsam mit anderen Rheumakranken Wassergymnastik, was ihr große Freude bereitet. Und auch psychisch sorgt sie besser für sich. In der Fastenzeit hat sie herausgefunden, dass sie oft Dinge tut, die sie eigentlich nicht tun möchte, wie zum Beispiel die Katzen und Pflanzen ihrer Nachbarin versorgen, wenn diese verreist ist, was häufig vorkommt. Isolda H. kann sich seit ihrem Heilfasten besser abgrenzen, sie hat gelernt, nein zu sagen, und läuft nicht mehr Gefahr, sich zu überfordern. Zwei Jahre nach dem ersten Heilfasten, dem zwei weitere folgten, bezeichnet Isolda H. diese Zeit als »Wiedereinstieg in ein selbstbestimmtes, selbstbewusstes und gesünderes Leben«.

Wassergymnastik

Ideal zur Gelenkentlastung, Bewegung und Wärme wirken wohltuend, und die Gruppendynamik in einer Wassergymnastikgruppe tut der Seele gut. Meistens wird viel gelacht – im Wasser werden auch ältere Menschen oft wieder ein bisschen zu Kindern.

BLUTHOCHDRUCK UND HERZ-KREISLAUF-ERKRANKUNGEN

Nach Definition der Weltgesundheitsorganisation (WHO) gelten ein systolischer, oberer, Blutdruckwert von mehr als 140 mmHg und ein diastolischer, unterer, Wert von mehr als 90 mmHg als erhöhter Blutdruck. Dauerhaft erhöhte Blutdruckwerte können Gefäße verkalken und im schlimmsten Falle sogar reißen lassen.

Somit kann Bluthochdruck unter ungünstigen Umständen zu schwerwiegenden Folgeerkrankungen führen wie z.B. Herzerkrankungen, Schlaganfall, Nierenschäden und Hirnleistungsstörungen. Da Fasten in zahlreichen Untersuchungen einen positiven Effekt auf den Blutdruck gezeigt hat, wird es auch von der Deutschen Hochdruckliga empfohlen. Selbst wenn sich ein eventuell über Jahre schlecht eingestellter Blutdruck durch einmaliges Heilfasten nicht gleich normalisiert, kann dies doch ein Einstieg zum Umschwung sein. Vielleicht können Medikamente eingespart und durch weitere Maßnahmen, wie gesunde Ernährung, regelmäßige Bewegung und Entspannung, mittel- und langfristig sogar abgesetzt werden. Bluthochdruckpatienten sollten sich beim Heilfasten prinzipiell von einem Arzt begleiten lassen.

>> Fallbeispiel

Robert K., 53 Jahre, von Beruf Kranführer, kommt über eine Lebensstilstudie (Auswirkungen von Lebensstiländerungen auf das Herz-Kreislauf-System) zu uns. Seine Ehefrau hat ihn auf diese Studie aufmerksam gemacht. Sein Befund lautet: Übergewicht, Fehlernährung, Fettstoffwechselstörung, Fettleber, Bewegungsmangel, hoher Blutdruck.

Robert K. nimmt an einer zehnwöchigen Intervention teil, bei der er pro Woche für einen Tag zu uns in die Klinik kommt und ein umfangreiches Programm absolviert: Heilfasten mit anschließender Ernährungsumstellung, Bewegungstraining, Entspannungstraining (Yoga) und Stressmanagement. Schon während seines siebentägigen Heilfastens sinkt der Blutdruck auf annähernd Normalwerte und stabilisiert sich über die nächsten Wochen. Auch die Blutfettwerte (Cholesterin, Triglyzeride) sinken deutlich, und der Patient verliert ca. 8 kg an Gewicht, besonders im Bereich des schädlichen Bauchfetts. Dieses bildet mehr als 200 Botenstoffe, von denen einige den Blutdruck und den Blutzucker erhöhen und entzündliche Prozesse im Körper fördern können. Das Bauchfett umgibt auch die inneren Organe und ist sehr stoffwechselaktiv. Vor allem Männer neigen testosteronbedingt eher zu seiner Bildung. Bei Frauen wächst das Bauchfett oft erst nach den Wechseljahren, davor setzen sie östrogenbedingt eher an Hüfte und Po Fett an. Für das Bauchfett benötigt man keine spezielle Waage, es ist per Augenmaß ablesbar an der Fettverteilung im Verhältnis Taille/Hüfte. Roberts K.s Frau unterstützt ihren Mann, sie stellt beim Kochen um auf mediterrane Vollwerternährung. In der Freizeit wird das Paar aktiv: Wanderungen und Fahrradtouren stehen auf dem Programm. Auch in seinem Alltag hoch oben über der Baustelle verändert der Patient etwas: Er nutzt die Mittagspause zu Entspannungsübungen in seinem Kranführerhäuschen.

Bei der Nachkontrolle nach einem Jahr liegen alle Risikoparameter im Normbereich. Der Patient nimmt keine Medikamente mehr ein. Er selbst sagt, er fühle sich deutlich weniger gestresst, insgesamt vitaler und um rund zehn Jahre verjüngt.

Stressmanagement

Keine Angst vor Stress! Er ist nicht per se ungesund oder gefährlich. Im Gegenteil, ein optimales Maß an Stress bringt uns in unsere Kraft! Wie viel Stress ein Mensch verträgt, ab wann er sich überfordert fühlt, hängt von seiner Konstitution und den Erfahrungen seiner ersten Lebensjahre ab. Die Stressresistenz ist nicht bei allen gleich hoch, es gibt auch kein Soll, das man erfüllen sollte, die Belastungskapazität ist individuell verschieden. Dauerstress hingegen ist für alle schädlich und erfordert aktive Gegensteuerung. Bewährt hat sich die Einteilung in die sogenannte instrumentelle, die mentale und die regenerative Stressbewältigung:

- Wäre es möglich, äußere Stressoren zu verringern, einen Reiz zu eliminieren? Eigene Kompetenzen zu erweitern?
- Ist es sinnvoll, persönliche Einstellungen/Bewertungen zu verändern? Ist der Stressauslöser wirklich so bedrohlich, wie ich ihn spontan erlebe?
- Welche Ausgleichsmöglichkeiten räume ich mir selbst ein?

Stressbewältigung kann auf einer, zwei oder allen drei Ebenen stattfinden. Entscheidend ist es, sich aktiv mit der Thematik auseinanderzusetzen. Dies erfordert die Bereitschaft, das eigene Denken und Handeln liebevoll kritisch unter die Lupe zu nehmen und gegebenenfalls Veränderungen einzuleiten. Nach dem Motto der positiven Psychologie: »Wenn du etwas willst, was du noch nie hattest, musst du etwas tun, was du noch nie getan hast.« Beherzigen Sie aber bitte die Reihenfolge: Am besten lernt man von leicht nach schwer. Fortgeschrittene erleben Stress durchaus auch als etwas Gutes, eine Gelegenheit zum Erfahrungensammeln, Lernen, persönlich Reifen. Letztlich dreht es sich um das rechte Maß: Sind die Waagschalen von Be- und Entlastung,

An- und Entspannung in Balance, oder herrscht dauerndes Ungleichgewicht?

Uneingeschränkt empfehlenswert ist der Dreiklang aus Bewegung, Entspannung und Ernährung; er sorgt für das gesunde Maß, das den Stress immer wieder ausbalanciert. Übrigens: Der beste Stresskiller überhaupt ist mitmenschlicher Beistand: Die Gegenwart wohlwollender Artgenossen. Das wurde mittels Cortisolspiegelbestimmungen im Speichel gezeigt. Und wenn mal gerade kein lieber Mensch greifbar ist, darf man durchaus selbst einspringen und sich ein wohlgesinnter Mitmensch sein: Selbstmitgefühl reduziert nachweislich Stress, Angstgefühle, Depressionen, Perfektionismus! Auch Streicheleinheiten gehören zum Stressmanagement – und die kann man sich ebenfalls selbst verabreichen: Eine Hand aufs Herz legen oder beide Handflächen auf die Nierengegend, ein Weilchen liegen lassen und ein paar tiefe Atemzüge nehmen.

KOPFSCHMERZEN, MIGRÄNE

Viele Menschen leiden im Laufe ihres Lebens hin und wieder unter Kopfschmerzen. Wenn diese häufig auftreten, so dass der Alltag beeinträchtigt ist, spricht man von einer Kopfschmerzerkrankung. Die häufigsten Kopfschmerzformen sind Migräne und Spannungskopfschmerzen, die auch oft in Kombination vorkommen. Es gibt eine Reihe von Medikamenten, die in manchen Fällen Linderung bringen. Nicht selten ist der Kopfschmerz allerdings ein Signal für eine Systemüberlastung, eine Störung zwischen Anspannung und Entspannung. Mit einer reinen Medikamentengabe ist solchen Patienten auf Dauer nicht geholfen, zumal die Kopfschmerzmedikamente bei zu häufigem Gebrauch sogar Kopfschmerzen verursachen können.

Kopfschmerzen haben vielfältige Ursachen und bedürfen deshalb auch einer vielschichtigen multimodalen Therapie aus konventioneller Behandlung, Mind-Body-Medizin und Naturheilkunde. Heilfasten kann hierbei ein wunderbarer Einstieg in ein achtsameres Leben mit weniger Kopfschmerzen sein. Dies wurde nicht nur in verschiedenen Grundlagenstudien gezeigt, wir erleben es in der Klinik im alltäglichen Umgang mit Kopfschmerzpatienten.

» Fallbeispiel

Cora S., 41 Jahre, arbeitet als Vorstandssekretärin in Teilzeit in einem börsennotierten Unternehmen. Die Mutter von zwei Kindern kommt zu uns in die Klinik, weil sie täglich unter Kopfschmerzen leidet, mit wechselnder Intensität und Lokalisation. Ihre täglich eingenommenen Medikamente bringen fast keine Linderung mehr. Cora S. ist verzweifelt. Die ständigen starken Kopfschmerzen »machen meine ganze Lebensfreude kaputt«, berichtet sie. »Ich teile Tage nur noch ein in erträglich oder unerträglich.«

Schon nach einem ersten langen Gespräch erkennt die Patientin ihre extreme Belastung – der Beruf, die Kinder, die Familie, dazu auch noch ein Ehrenamt. Das wusste sie natürlich vorher auch schon, irgendwie. Doch in der intensiven Gesprächssituation an der Klinik nimmt sie eine neue Perspektive ein. Sie spricht auch selbst aus, dass sie überall und immer alles möglichst perfekt und es allen recht machen will. Kein Wunder, dass sie dabei über ihre Grenzen geht. »Eigentlich bin ich wie eine Maschine. Ich funktioniere nur noch.« Für Cora S. stellen sich trotz der neuen

Perspektive auch viele Fragen. Warum funkt ihr der Kopfschmerz so oft dazwischen? Ohne ihn wäre ihr Leben doch viel leichter. Sie sieht aber auch den Teufelskreis, denn um alle ihre Aufgaben zu erfüllen, nahm sie immer mehr Medikamente ein und entwickelte so über die Zeit einen medikamenteninduzierten Dauerkopfschmerz.

Wir nehmen Cora S. stationär auf und führen als Erstes einen Medikamentenentzug durch. Parallel beginnt die Patientin mit Heilfasten. Die ersten Tage erlebt sie als stark belastend, ab dem fünften Tag bessern sich ihre Symptome, und sie spürt, dass sich etwas verändert. Sie lernt PME (Progressive Muskelentspannung nach Jacobson), erhält im Rahmen der Ordnungstherapie Impulse für einen gesünderen Lebensstil und mehr Selbstfürsorge und beginnt mit regelmäßigem Bewegungstraining (Nordic Walking). Das Pflegepersonal auf der Station zeigt ihr verschiedene Selbsthilfestrategien, die sie bei beginnenden Kopfschmerzen im Alltag anwenden kann. Im Anschluss durchläuft die Patientin die Tagesklinik. Sie kann nun viel besser erkennen, wann sie über ihre Grenzen geht, und versucht frühzeitig gegenzusteuern und mehr auf sich zu achten. Ihre Kopfschmerzen reduzieren sich auf ein bis zwei Tage pro Monat – und ihrer Einschätzung nach ist das »So gut wie nichts«.

Ordnungstherapie

Ordnungstherapie als eine Säule der klassischen, europäisch geprägten Naturheilkunde ist zunächst einmal das, was hilft, (wieder) Ordnung in eine Körperfunktion zu bringen, darüber hinaus aber auch in unser Leben, in unser »Haus der Gesundheit«. Wie ist es denn insgesamt um Lebensordnung und Lebensbalancen bestellt? Das ist manchmal gar nicht so einfach in Worte zu fassen. Ein Energiediagramm zeigt die Ist-Situation meistens gut auf. Schreiben Sie auf ein Blatt Papier oder zeichnen Sie:

- Wohin oder zu wem fließt Energie von mir?
- Woher, von wem erhalte ich Energie?

Auch die folgenden Fragen sind aufschlussreich:

- Nutze ich die Biochemie von aktiver Entspannung, von Bewegung, von vitalstoffreicher Ernährung? Oder brauche ich schlicht mehr Ruhe, Erholung?
- Was dient meiner inneren Erbauung?
- Wie sieht die Speisekarte für meine Seele aus? Über- oder unterfordere ich mich?
- Kann ich auch mal nein sagen?
- Kann ich ja sagen?
- Kann ich verzeihen?
- Kann ich ganz verwegen einmal »fünfe gerade sein lassen«?
- Wie nehme ich meinen Körper wahr?
- Wie atme ich?
- Was denke ich über mich?
- Bin ich »nett« zu mir? Ist mein Umgang mit mir selbst liebevoll und fürsorglich?

Um sich mental »ordentlich« aufzustellen, kann unter anderem die heilende Kraft innerer Bilder genutzt werden. Hierzu gibt es viele Anleitungen und Methoden – finden Sie diejenigen, zu denen Sie sich spontan hingezogen fühlen. Ihr Bauchgefühl zeigt Ihnen, was Sie brauchen, was Ihnen guttut. Und auf Ihr Bauchgefühl können Sie sich verlassen – gerade wenn Sie es während eines Heilfastens neu justiert haben.

ARTHROSE, DEGENERATIVE GELENKERKRANKUNGEN

Wenn man Arthrose übersetzt, landet man bei dem wenig schmeichelhaften Gelenkverschleiß. Dieser beginnt in der Regel mit einer schleichenden Arthritis, einer Entzündung. Itis bedeutet meistens Entzündung, wird die Itis zur Ose hat sie sich festgesetzt, es ist ein Schaden am Gelenk entstanden. Wie bereits erwähnt, wirkt Heilfasten nicht nur schmerzlindernd, sondern auch entzündungshemmend, was die gute Wirksamkeit des Heilfastens bei Arthrose erklärt, die auch in vielen Untersuchungen nachgewiesen wurde.

» Fallbeispiel

Hermann M., 72 Jahre, ist »eigentlich immer gesund gewesen«, wie er im Erstgespräch erzählt. Doch seit einigen Jahren leidet er an Knie- und Rückenschmerzen. Diese sind schlimmer geworden, so dass er sich immer weniger bewegt hat. »Deshalb habe ich zugenommen.« Zugenommen hat aus diesem Grund auch sein Risiko für eine Herz-Kreislauf-Erkrankung. Er befindet sich in einem häufig zu beobachtenden Teufelskreis: Übergewicht führt zu Gelenkschmerzen, diese führen zu weniger Bewegung und zu noch mehr Gelenkbelastung, Übergewicht und Erhöhung des Risikoprofils. So beginnen viele »Patientenkarrieren«. Deshalb sollte man nicht nur symptomatisch handeln, sondern Ursache und Wirkung erkennen und behandeln.

Nach einer siebentägigen ambulanten Heilfastenperiode geht es dem Patienten schon deutlich besser, er verspürt aber noch Restbeschwerden in einem Knie. Wir setzen fünf Blutegel als naturheilkundliche Therapiemaßnahme. Über den Speichel geben diese medizinischen Blutegel schmerzlindernde, entzündungshemmende und durchblutungsfördernde Enzyme in das Gewebe ab. Nach vier Tagen Behandlung kann Hermann M. nahezu schmerzfrei gehen. Damit das so bleibt, erhält er Ratschläge zur Selbsthilfe, falls die Beschwerden zurückkehren würden. Er soll die Knie mit Kohlwickeln behandeln und bei Rückenschmerzen eine Nadelreizmatte einsetzen.

Bei der Nachuntersuchung einige Monate später berichtet Hermann M. froh, dass er jetzt sogar wieder Fußball mit seinen Enkeln spielt. Er hat nur selten Schmerzen und ist »wieder der, der ich früher war. Die Schmerzen hatten mich schon sehr niedergedrückt.« Und auch sein Gewicht hat er gehalten. Aber das braucht er uns nicht zu berichten. Wir sehen es selbst: Der Patient wirkt vital und dynamisch.

Kohlwickel

Indikation: Arthrose, entzündliche Gelenkerkrankung
Wirkung: schmerzstillend und entzündungshemmend, Krankheitsstoffe werden ausgeleitet. Besonders zu empfehlen bei Beschwerden mit entzündlicher Ursache.

Vorbereitung: Bei frischen Weißkohlblättern – möglichst aus biologischem Anbau – die Mittelrippe entfernen und das Kohlblatt mit einer Glasflasche oder einem Nudelholz wälzen, damit die Wirkstoffe des Kohls hervorquellen.

Durchführung: Die Blätter dachziegelartig auf das erkrankte Gelenk legen, mit einem Tuch bedecken und mit einer Binde oder einem Schal befestigen. Der Kohlwickel kann bis zu 12 Stunden verbleiben, am besten über Nacht, und sollte 10 bis 14 Tage wiederholt werden.

DIABETES MELLITUS UND METABOLISCHES SYNDROM

Die Zuckerkrankheit Diabetes mellitus ist weltweit weiter auf dem Vormarsch. Vor allem der sogenannte Diabetes Typ 2, der durch Übergewicht, Fehlernährung und Bewegungsmangel begünstigt wird, breitet sich immer mehr aus. Heilfasten kann helfen, die gestörten Regelmechanismen zwischen dem in der Bauchspeicheldrüse gebildeten Insulin und dem Blutzuckerspiegel zu normalisieren. Dies sollte aber unbedingt unter ärztlicher Aufsicht und Anleitung geschehen, um gefährliche Phasen der Unterzuckerung zu vermeiden.

» Fallbeispiel

Nico F., 35 Jahre, IT-Spezialist in einer großen, weltweit agierenden Firma, ist beruflich viel unterwegs. Manchmal arbeitet er vierzehn Stunden täglich, und hin und wieder fallen die Wochenenden aus. Geregelte Mahlzeiten gehören ebenso wenig zu seinem Alltag wie sportliche Aktivitäten. Und das sieht man ihm an. Mit den Jahren hat Nico F. immer mehr zugenommen. An Diabetes mellitus leidet er seit etwa fünf Jahren, und er ist, wie wir an der Klinik merken, medikamentös schlecht eingestellt. Nico F. möchte wieder fitter werden. Nach langer Zeit als Single hat er endlich eine Partnerin gefunden, der Hochzeitstermin naht. »Es ist nicht so, dass ich mir vorstelle, dass meine Braut mich über die Schwelle tragen soll«, erklärt uns der humorvolle Mann. »Aber ich wär gern ein wenig ansehnlicher und gesünder für meine zukünftige Frau.« Der Patient leidet auch an starken Rückenschmerzen wegen seiner vorwiegend sitzenden Tätigkeit.

Wir nehmen Nico F. stationär auf und begleiten sein zehntägiges Heilfasten achtsam. Parallel zum Fasten erhält der Patient ein intensives Lebensstiltraining. An manchen Sitzungen mit der Ernährungsexpertin nimmt seine zukünftige Frau teil, die leidenschaftlich gern kocht und offen für Gesundheitstipps ist. Darüber hinaus ist Nico F. bei einem regelmäßigen Bewegungstraining aktiv: Schwimmen, Ergometer und Walking. Nach der Entlassung fastet er drei Monate weiter, aber nicht mehrere Tage am Stück, sondern immer nur zwei Tage. Danach fünf Tage essen, wieder zwei Tage fasten, fünf Tage essen etc. So verliert er kontinuierlich an Gewicht, und um das langfristig zu halten, gewöhnt er sich einen wöchentlichen Entlastungstag an. Er erreicht ein Körpergewicht von 80 Kilogramm, mit dem er voll und ganz zufrieden ist. »Klar könnte ich noch drei Kilo abnehmen, aber ich spüre deutlich, dass 80 Kilo mein Wohlfühlgewicht sind.« Und dass er sich wohl fühlt, sieht man ihm an. Nico F. benötigt keine Medikamente mehr, ernährt sich bewusst, treibt regelmäßig Sport. Er hat allerdings, um dies alles verwirklichen zu können, den Arbeitgeber gewechselt. »Ich verdiene zwar weniger, aber an Lebensqualität habe ich zugelegt.«

Nadelreizmatte

Im Handel werden unterschiedliche Nadelreizmatten angeboten. Die Größen variieren zwischen 20 x 30 cm und 80 x 50 cm.
Auch spezielle Kissen, z. B. für den Nacken, sind erhältlich. Das Material besteht häufig aus einer dünnen Kunststofffolie oder einer leicht gepolsterten Schaumstofflage, in die zahlreiche kleine Plastikscheiben eingelassen sind.

Indikation: Schmerz- und Spannungszustände
Anwendung: Bei Schmerzen im unteren Rücken setzen Sie sich auf einen Stuhl und stellen Ihre bloßen Füße für 10 Minuten auf die harten, runden, mit zackigen Erhebungen versehenen Plastikscheiben.

Bei Schmerzen im oberen Rücken legen Sie Ihre Hände für 10 Minuten auf die Plastikscheiben.

Legen Sie dann die Matte auf eine weiche Unterlage (Matratze) und positionieren den schmerzhaften Bereich auf die Mitte der Nadelreizmatte. Das Körpergewicht verteilt sich gleichmäßig auf den zackigen Plastikscheiben.

In den ersten Minuten spüren Sie einen Reiz, der durch den Druck der Spitzen der Plastikscheiben auf der Haut entsteht und auch als unangenehm empfunden werden kann.
Dieses Gefühl wandelt sich aber schnell in ein angenehmes Wärmeempfinden. Atmen Sie ruhig ein und aus, oder wenden Sie eines der Ihnen bekannten Entspannungsverfahren an.
Bleiben Sie zu Beginn für 10 Minuten auf der Matte liegen, und steigern Sie die Anwendungsdauer individuell auf 20 bis 30 Minuten pro Sitzung. Anfangs können Sie zur Reduktion der Reizstärke auch ein sehr dünnes Tuch zwischen Haut und Matte legen.
Nach der Anwendung verbleiben kleine Abdrücke auf der Haut; diese verschwinden innerhalb einiger Stunden. Die entstehende Rötung ist gewünscht und auf die vermehrte Blutzirkulation zurückzuführen. Achten Sie nach der Anwendung darauf, dass der Körper nicht auskühlt, halten Sie sich schön warm.

MÜDIGKEIT UND LEISTUNGSABFALL OHNE MEDIZINISCHE URSACHE

Mechtild S., eine 61-jährige »Vollblut-Lehrerin«, kam wegen eines medizinisch nicht erklärbaren Leistungsknicks zu uns. Alle Untersuchungen, auch die nach bösartigen Erkrankungen, waren negativ ausgefallen. Trotzdem konnte sie ihren geliebten Beruf nicht mehr ausüben, war ständig müde, antriebslos. Sie diagnostizierte sich selbst nur mehr etwa 20 Prozent Energie, was auch unser Eindruck war, sie hatte an Gewicht zugenommen und konnte sich und die Welt nicht mehr leiden. In den Anamnesegesprächen zeigte sich schnell, dass die Patientin eine langjährige Fehl- und Überernährung betrieben hatte, weil ihr die Schule und alles andere immer wichtiger waren als eine vollwertige und gesunde Ernährung und regelmäßige Bewegung. Nach dem Heilfasten und einer Ernährungsumstellung konnte sie ihren Beruf wieder ausüben, ihre Vitalität kehrte zurück, und am Ende ihrer beruflichen Laufbahn erfüllte sich ein langgehegter Wunsch: Sie wurde zur Konrektorin an ihrer Schule befördert.

ERNÄHRUNGSUMSTELLUNG

Da dies ein Buch über das Heilfasten ist, nicht über gesunde Ernährung, an dieser Stelle nur ein Appetithäppchen: Wir servieren den Patientinnen und Patienten eine mediterran adaptierte Vollwerternährung. Diese halten wir grundsätzlich für empfehlenswert. Da jedoch jeder Mensch einen anderen Geschmack hat, anders ist und isst, sollten individuelle Vorlieben ebenso berücksichtigt werden wie Unverträglichkeiten. Nur weniges tut allen gut. Es kommt auf den Konstitutionstypus an und wie aktiv ein Mensch ist, wo er sich aufhält usw.

Wer sich ohnehin so ernährt, wie er möchte, kann nach dem Fasten daran anknüpfen. Wer Verbesserungen einführen möchte, erhöht den Anteil pflanzlicher Lebensmittel, z. B. Gemüse, und verringert den Anteil tierischer Lebensmittel, indem z. B. vegetarische Brotaufstriche anstelle von Wurst aufs Brot kommen. Oder weniger Fertigprodukte mit Zusatzstoffen konsumieren und öfter mal selbst kochen. Es gibt viele Möglichkeiten, welche wollen Sie nutzen? Jedenfalls sollten Sie sich in keine Zwangsjacke stecken, essen Sie, worauf Sie Appetit haben, was Ihnen schmeckt, gut bekommt und wogegen der gesunde Hausverstand keine Einwände erhebt. Und fasten Sie zwischendurch!

FASTEN BEI KREBSERKRANKUNGEN

In jüngster Zeit mehren sich Hinweise, dass Heilfasten während, das heißt unmittelbar vor und nach, einer Chemotherapie einen Zugewinn an Wirksamkeit bringt. Deshalb sind diese Entdeckungen elektrisierend. Auch in unseren onkologischen Tageskliniken konnten wir vielversprechende Einzelfallbeobachtungen verzeichnen. Gesunde Zellen gehen im Fasten in eine Art »Standby-Modus«, während die Krebszellen ein erhöhtes Stoffwechselniveau beibehalten. Dadurch nehmen diese mehr Chemotherapie-Medikamente auf und sterben eher ab als gesunde Zellen. Dies könnte zu einem besseren Ansprechen der Chemotherapie und zu weniger Nebenwirkungen durch den besseren Erhalt gesunder Zellen führen. Die geringere hämatologische Toxizität konnte in einer aktuellen Studie schon nachgewiesen werden. Ob sich diese neuen Erkenntnisse auch im Alltag durchsetzen, muss sich noch zeigen. Krebspatientinnen und -patienten, die fasten möchten, sollten auf jeden Fall davor mit ihren Ärzten und Ernährungstherapeuten sprechen.

Die 2016 im *Journal of American Medical Association* veröffentlichten Ergebnisse einer Studie von Marinac et al. zeigen, dass eine verlängerte nächtliche Fastenperiode das Rezidivrisiko bei Brustkrebs statistisch signifikant erniedrigt. Bestand die Nahrungskarenz länger als 13 Stunden, um sage und schreibe 36 Prozent. Einer der Gründe wird in niedrigeren Glykohämoglobinwerten vermutet. Die Zusammenhänge HbA1c (Dreimonatsspiegel des verzuckerten Hämoglobins)/Blutzucker- und Insulinspiegel/Schlaf und Insulin-like growth factor bedürfen der weiteren Erforschung, sind aber schon jetzt ein deutlicher Hinweis auf das gesundheitliche Potenzial des Fastens bei Krebserkrankungen.

Fasten heißt: Sich selbst beschenken

Indem Sie fasten, sind Sie selbst der Beschenkte. Sie fasten und tun sich damit gleichzeitig Gutes.
So ist die Entscheidung zu fasten eine freundschaftliche Geste für Ihren Körper. Gelebte Selbstfürsorge! Ohne Körper kein sinnlicher Genuss. Und deshalb verdient er es auch, gut versorgt, gesund bekocht zu werden.

Wir meinen, dass man dem Wunderwerk Körper ruhig öfter mal danke sagen kann. Indem wir fasten, kommt das Danke auch an. Und meistens werden wir schnell belohnt – mit einem neuen, leichten Körpergefühl.

In diesem Sinne wünschen wir Ihnen keinen Appetit während des Fastens und einen guten Appetit beim Essen.

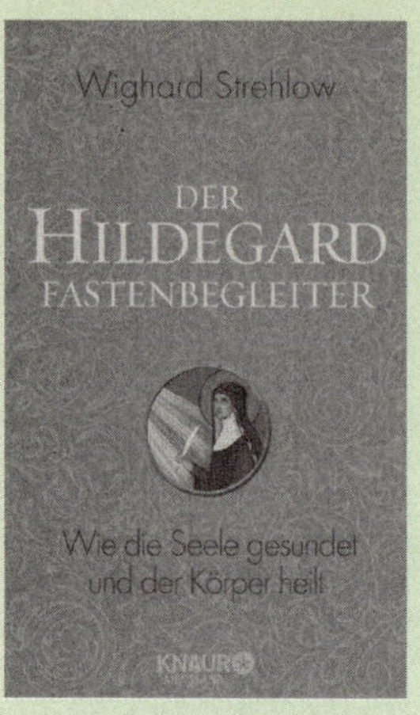

978-3-426-65808-6

Wighard Strehlow
Der Hildegard-Fastenbegleiter
Wie die Seele gesundet und der Körper heilt

Fasten mit Hildegard von Bingen – traditionelles Heilwissen neu entdeckt

Die ganzheitliche Reinigung und Neuausrichtung im Fasten ist eine wichtige Grundlage der Selbstheilung.
Das Buch regt dazu an, selbstkritisch negative Verhaltens- und Denkmuster aufzuspüren und sich davon zu lösen. Der perfekte spirituelle Begleiter für die psychische Gesundung und innere Reinigung während der Fastenkur.

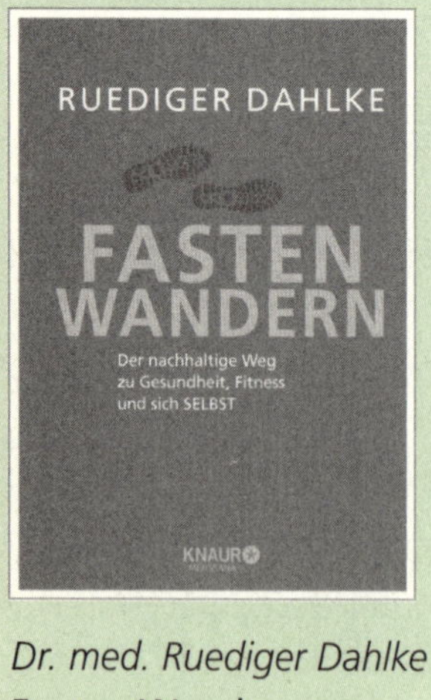

978-3-426-65806-2

Dr. med. Ruediger Dahlke
Fasten-Wandern
Der nachhaltige Weg zu Gesundheit, Fitness und sich selbst

Das erste Praxisbuch zum Fasten-Wandern vom Gesundheits-Bestsellerautor

Fasten-Wandern ist ideal für alle, die wieder fit werden wollen. Das Besondere an dieser Kombination: Fettgewebe wird abgebaut und Muskelgewebe aufgebaut. Der bekannte Fasten-Arzt Ruediger Dahlke erklärt anhand neuester Studien, was Fasten-Wandern im Körper bewirkt. Im ausführlichen Praxisteil finden sich Rezepte für begleitende Gemüsesuppen, unterstützende Fastentees, wärmende Bäder, Detox-Smoothies sowie ein Kräuter-Abc. Mit einem Zwölf-Tage-Programm kommen Körper und Seele wieder in Balance.

KNAUR
MENSSANA